调脾养肺

小儿安

殷 明 主审

陈秀珍 主编

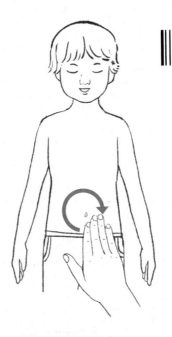

U0230816

江苏凤凰科学技术出版社 · 南京

图书在版编目（CIP）数据

调脾养肺小儿安 / 陈秀珍主编 . -- 南京：江苏凤凰科学技术出版社，2025.2.
-- ISBN 978-7-5713-4693-5

Ⅰ. R256.3

中国国家版本馆 CIP 数据核字第 2024V4Y884 号

调脾养肺小儿安

主　　　审	殷　明
主　　　编	陈秀珍
责 任 编 辑	刘玉锋　赵　呈
特 邀 编 辑	陈　旻
责 任 校 对	仲　敏
责 任 设 计	蒋佳佳
责 任 监 制	刘文洋

出 版 发 行	江苏凤凰科学技术出版社
出版社地址	南京市湖南路 1 号 A 楼，邮编：210009
出版社网址	http://www.pspress.cn
印　　　刷	江苏凤凰新华印务集团有限公司

开　　　本	720 mm×1 000 mm　1/16
印　　　张	12
字　　　数	240 000
版　　　次	2025 年 2 月第 1 版
印　　　次	2025 年 2 月第 1 次印刷

标 准 书 号	ISBN 978-7-5713-4693-5
定　　　价	49.80 元

图书如有印装质量问题，可向我社印务部调换。

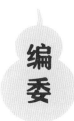

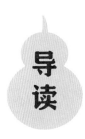

导读

感冒、发热、咳嗽、积食、腹泻等是0~6岁儿童的常见病症。此外，父母多因孩子挑食、便秘、不长个而苦恼。从中医的角度看，这些多和孩子脾肺失调有关。

中医认为，脾主消化吸收水谷精微，并将其传输至全身，是孩子的能量"仓库"；肺则是抵御疾病的"卫士"，因此，小儿护理重在脾和肺。一旦脾肺失养，孩子就很容易患病。

江苏省名老中医殷明从事中医临床医、教、研工作近60年，针对儿科多种疾病及疑难杂症，摸索出了一套运用多种疗法的治病和护理经验。为深入浅出地解析脾肺失养导致的儿童常见病症，殷明组织陈秀珍等专家组成本书编写团队，从诸多临床医案中精挑细选，找出具有代表性的案例娓娓道来，引导父母走出养护误区。

专家团队遵循儿童身体特性和成长规律，与广大读者分享100多个脾肺养护妙方，这些方法都是专家团队长期临床经验的总结，材料易得，操作简单；食疗方味道鲜美，孩子乐意接受；药枕、足浴等保健方，父母好操作。

除了身体问题外，针对孩子注意力不集中、睡觉不安、情绪低落等心理健康问题，专家团队也从中医的角度讲透症结所在，给出切实的调适方案，让孩子远离"坏情绪"，更教会父母如何维护家庭良好氛围，助力孩子健康快乐地成长。

当下，有孩子的家庭一半以上的焦虑来自一句话："爸爸妈妈，我难受！"愿您翻开本书，运用中医的智慧，在家学会养护孩子的脾肺，让孩子少生病，身体好，心情好，拥有好未来！

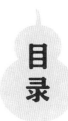

目录

壹 中医育儿，就要健脾养肺

懂点中医知识，孩子少遭罪，父母少操心 ... 002

孩子的这些病症更适用中医疗法 ... 004

先健脾后养肺，成就孩子健康 ... 005

为什么现在的孩子大多脾不好 ... 006

小儿养肺，秋冬是关键 ... 012

秋季如何护肺养肺 ... 013

孩子情绪不好，脾肺最先受伤 ... 015

贰 易感冒，常咳嗽、发热，多是肺脾两虚

孩子常感冒，病在肺，而根在脾 ... 018

中医增免汤粥，强力固本培元 ... 020

脾虚生痰，孩子反复咳嗽 ... 021

适用于感冒初期的3款咳嗽食疗方 ... 023

捏捏按按，止咳化痰，孩子更舒服 ... 025

孩子发热，多在肺上找原因　　　　　　027

孩子吃退热药有讲究　　　　　　　　　029

推拿退热的王牌——清天河水　　　　　032

既腹泻又发热，分清顺序再治疗　　　　033

孩子感冒发热，不宜总用苦寒药　　　　040

孩子高热不退，父母要警惕　　　　　　042

小儿推拿，外调缩短肺炎病程　　　　　044

白色食物，养肺润肺最相宜　　　　　　048

叁　应对过敏性鼻炎，中医有妙招

肺气不足，鼻炎容易找上门　　　　　　052

父母要警惕过敏性鼻炎三大误区　　　　053

简单按摩，让鼻子通畅　　　　　　　　054

中药熏鼻和药枕，疏通肺气治鼻炎　　　056

肆 肺脾同治，孩子不受哮喘折磨

哮喘并不会随着年龄增长而自愈　　　　　060

脾肺肾不足，是孩子哮喘的根源　　　　　062

预防比治疗更重要　　　　　063

哮喘有痰，要脾肺同治　　　　　064

哮喘孩子的饮食禁忌　　　　　066

4款平喘食疗方，温肺补脾滋肾调体质　　　　　068

6个推拿手法，补肺健脾治哮喘　　　　　070

三九贴、三伏贴，小方法大功效　　　　　073

伍 积食、厌食、挑食，是脾"受伤"了

扁桃体化脓、嘴巴臭，是积食惹的祸　　　　　076

孩子胃口不好，试试饥饿疗法　　　　　078

吃水果并非多多益善　　　　　079

孩子爱吃的消食健脾食疗方　　　　　080

捏捏按按，孩子吃饭香、吸收好　　　　　083

神奇的鸡内金，赶走厌食、积食　　　　　087

药枕，孩子不吃中药也能开胃　　　　　088

陆 脾胃运化不畅，孩子容易便秘、胀气

脾不升清，胃不降浊，便秘找上门　　090

假期杂乱饮食要控制　　092

不能随便清肠胃和吃益生菌　　093

日常生活中孩子如何预防便秘　　095

4款缓解便秘的食疗方　　099

捏捏小手，疏通孩子体内"排污道"　　101

柒 个子长不高，多是脾虚在"作祟"

脾虚多厌食，孩子发育迟缓　　106

春季少生病，个子自然高　　108

改变饮食习惯，孩子才能长个子　　110

薏米、山药等日常食材助长高　　114

按摩促消化，让孩子长高又增重　　116

想要孩子长得高，睡眠一定要好　　121

每晚这样做，孩子睡得更香　　122

运动是增高的好途径　　125

捌 难缠的湿疹，健脾祛湿是关键

水湿积于体表，就会引发湿疹   128

湿疹的3种类型   129

湿疹有三怕：怕热、怕湿、怕干   130

湿疹与痱子如何区分   131

妈妈适当忌口，可缓解婴幼儿湿疹   132

4款食疗方，健脾祛除湿疹   134

中药洗一洗，湿疹去无踪   136

玖 腺样体肥大，调好脾肺可避免手术

什么是腺样体肥大   138

口呼吸是速判腺样体肥大的标准   140

喂养不当和伏邪是腺样体肥大根源   141

病灶在鼻，病根在脾   143

手术不是治疗腺样体肥大的唯一方法   145

消积食调脾肺，病情不易复发   147

腺样体肥大孩子的饮食"黑名单"   149

巧用推拿，孩子打鼾声不再来   151

拾 坐卧不安，运脾调肝见效快

孩子注意力不集中很正常   160

查查孩子是否贫血   163

孩子睡眠不好，白天就没有精神   164

孩子经常眨眼、耸肩，注意是否有抽动障碍   165

5种食物帮孩子养脾安神   168

4道食疗方，补脾安神助眠   170

推拿清心补脾，提升孩子专注力   172

拾壹 想要孩子身体好，情绪调节很重要

家和万事兴，孩子少生病   176

孩子脾胃不好，可能是伤了"心"   177

思伤脾，有心事的孩子消化能力弱   178

忧伤肺，警惕儿童抑郁症   181

壹

中医育儿，
就要健脾养肺

　　脾乃后天之本，关乎营养吸收与生长发育；而肺主气，司呼吸，对孩子的免疫力与呼吸系统健康至关重要。良好的脾肺功能能确保孩子获取充足营养，体魄强健，能抵御外界邪气，少生病。父母应重视孩子脾肺的日常调养，为其健康成长打下坚实的基础。

懂点中医知识，
孩子少遭罪，父母少操心

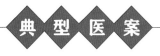

在门诊中，笔者遇见过这样一位妈妈：家里有两个孩子，大的4岁，上幼儿园，小的1岁。大宝上幼儿园才半个月就得了感冒，出现发热、咳嗽、流鼻涕等症状。让父母糟心的是，孩子感冒好了又得，得了再好，反反复复。幼儿园一个学期4个多月，为此请假就有3个月。更令父母崩溃的是，往往大宝身体刚刚好，小宝又被传染，就这样来来回回地折腾了一整个秋冬。

🜂 中医可以将孩子的疾病消除在萌芽阶段

笔者是医生，同时又是母亲，对这位妈妈的烦恼感同身受，为此尽力地安慰她。在笔者看来，这些烦恼不是没有解决的办法。如果做父母的能懂一些中医知识，那么就可以在孩子身体刚有不适的时候，用一些简单、安全、有效的方法，将疾病消除在萌芽阶段。这样不仅可以让孩子少受很多罪，父母也能轻松许多。

比如，孩子刚刚打了几个喷嚏，这有可能是感冒的初期症状，此时是消除感冒威胁的重要时机，父母可以用简单的食疗、推拿或药浴来帮助孩子。如果父母应对孩子感冒的认知不足，没注意到孩子疾病的初期信号并进行相应的调理，那么孩子的病症就可能越来越严重。到那时，无论中医还是西医，治疗起来都会比较吃力。

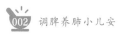

🪔 父母了解中医常识，可以缓解养儿焦虑

父母懂点儿中医常识，在孩子生病时就不会六神无主，而会有稳妥的应对方法，让孩子恢复起来更快，身体不受罪或者少受罪，自己也能少消耗些精力，不会那么累。父母懂得用药的方法，就不会因为急于让孩子好起来，将各种感冒药、抗生素、止咳药等一股脑儿地往孩子嘴里塞，也不会有点儿"风吹草动"就给孩子挂吊瓶、打抗生素。这有益于提高孩子抵抗力，维护孩子身体健康，缓解养儿焦虑。

🪔 中医智慧伴随孩子成长

父母懂点中医知识，就不会毫无节制地让孩子喝饮料、吃零食，伤害孩子的脾胃。生活中，父母也要以身作则，用健康的生活方式引导孩子。

当孩子长大成人，小时候受到父母熏陶的中医生活方式会一直守护着他。当遇到疾病或人生重大挫折时，他会更加懂得珍惜自己的健康，不会用垃圾食品填满胃肠，不会用熬夜损害身体，会努力控制情绪，避免愤怒、郁闷等负面情绪伤害自己的五脏六腑。

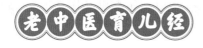

医生就像一支灭火器，在孩子生病的关键时刻，用各种医疗手段及时帮助孩子灭了疾病这把"火"。而在日常生活中，保护孩子身心健康的主力军是父母，而非医生。

孩子的这些病症更适用中医疗法

治疗小儿病，并不一定要吃中药

遇到孩子生病，父母一般很少会想到带孩子看中医，毕竟喝中药对孩子来说是个大难题。也有的父母担心中药里面会有对孩子身体不好的成分，不敢给孩子用。实际上，对防治一些儿童常见疾病，以及调理孩子的身体等，现代中医有很多措施和方法，而非单纯地使用中药。这是父母在日常生活中需要学习和注意的。

五类儿童疾病特别适合中医调理

❶ 呼吸系统病症，如感冒、咽炎、扁桃体炎、咳嗽等。

❷ 消化系统病症，如厌食、积滞、腹痛、便秘等。

❸ 反复发作的病症，如鼻炎、头痛、哮喘等。

❹ 生长发育问题及神经系统病症，如体质弱、长不高、小儿遗尿、注意缺陷多动障碍、抽动等。

❺ 免疫性病症，如免疫性血小板减少症等。

针对这五类疾病，父母可以根据孩子的接受能力，选择合适的中医疗法，比如食疗、推拿、贴敷、药浴、药枕、运动等。这些中医疗法，可以日常在家进行，父母省心省力，只要选对方法，孩子的病就好得快。

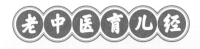

中医认为，儿童"脏腑娇嫩""形气未充"。意思是儿童五脏六腑虽然已经形成，但比较娇嫩，形体结构及生理功能还没有发育充实健全。所以不宜进行长时间、大剂量的药物治疗，更推荐使用温和的调理方法，如推拿、食疗等。

先健脾后养肺，成就孩子健康

中医的脾、肺与西医的脾脏、肺脏不同

临床上，消化系统疾病和中医所说的"脾"有关，呼吸系统疾病和中医所说的"肺"有关。中医所说的脾和肺不是西医所指的脾脏和肺脏，而指的是系统，即消化系统和呼吸系统。呼吸系统疾病、消化系统疾病、神经系统疾病、生长发育迟缓等是孩子很容易得的几类疾病。其中，呼吸系统和消化系统疾病占绝大多数。所以说，在中医看来，孩子的健康靠的主要是脾和肺。

先健脾，后养肺，孩子身体好

中医认为，脾为后天之本，主消化吸收水谷精微，供给身体必需的营养精华，是人体气血生化的来源，是孩子能量的"仓库"。孩子脾好，则消化好，吸收好，气血充足，身体对疾病的抵抗力强。如果内伤脾胃，孩子免疫力就差，百病由此而生。肺是抵御外界病邪的"卫士"，有了肺的保护，感冒、咳喘等病症就会远离孩子。

脾和肺综合协调发挥作用，可保证孩子身体健康。只有脾功能健壮，肺才能得到滋养，而肺气充足，人体对疾病的抵抗力才强。如果脾的运化能力弱，肺的宣降功能也弱，此时饮食中的水液就会滞留体内，形成痰湿、水肿。而痰湿一旦被诱发，孩子就会出现感冒、哮喘等病症。所以，守护好孩子的脾和肺，孩子体内的正气就充足，身体就健壮，不容易生病。

为什么现在的孩子大多脾不好

🫗 过度喂养引发积食

有些父母为孩子制订了科学的喂养计划，比如，每日吃多少鸡鱼肉蛋，喝多少奶，吃多少水果。为了达到这个目标，父母经常端着饭碗追着喂孩子，或者趁孩子玩的时候塞上一口饭菜。

这种喂养方式不仅会让孩子养成不好的饮食习惯，还很容易造成过度喂养。消化不了的食物堆积在体内，久而久之，会导致积食，进一步损伤脾胃功能，影响孩子的食欲。

对积食的孩子来说，即使是少量的食物也会成为巨大负担。孩子越吃越少，然后开始咳嗽、发热、便秘。对此，父母往往认为是孩子吃得少，免疫力低下造成的，于是继续给孩子增加肉蛋奶等食物，结果使孩子原本拥堵的胃肠道没法正常运转，营养难以吸收，孩子面黄肌瘦，进入疳积的恶性循环。

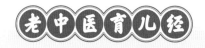

老中医育儿经

吃得多、吃得好并不代表孩子一定营养吸收好、身体棒。营养是吃进肚子里可以消化吸收利用的物质。只吃不吸收，吃进肚子里的食物最终会变成垃圾、废物，并可能产生有毒物质，对身体有百害而无一利。父母追着孩子喂饭，孩子不仅吃得不情不愿，吃进去的东西也不好消化吸收，还容易损伤孩子的脾胃功能。

🍶 吃得太好，孩子的脾胃不适应

懂得科学喂养的父母特别重视孩子对蛋白质、维生素等营养素的摄入，于是会买进口鳕鱼、牛排、海参、高档水果等"好东西"给孩子吃。

殊不知，经过几十万年的自然进化，人的胃肠道更容易消化吸收身边的常见食物，对不常见的食物消化吸收能力比较差，这也就是人们常说的"一方水土养一方人"。

中国传统饮食讲究"五谷为养，五果为助，五畜为益，五菜为充"。意思就是谷物（主食）是赖以生存的根本，而水果、蔬菜和肉类等是主食的辅助和补充。

突然让孩子改变饮食结构，使孩子的胃肠道接收大量以前没见过的食物，就容易造成孩子脾胃功能受损，使得消化吸收能力下降，不仅浪费食物，还会产出大量废物，导致供给身体的营养物质并没有想象中那么多。这时候，想要孩子身体恢复正常状态，父母就要帮助孩子清理体内堆积的废物，使孩子的脾胃恢复正常功能。

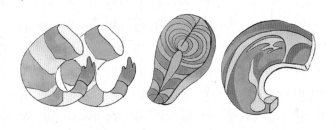

虾仁、三文鱼、牛排等高蛋白食物是公认的好食材。但是好食材并不是吃得越多越好。孩子脾胃虚弱，吃太多反而会让脾胃功能受损，导致积食、便秘。

◍ 嗜好寒凉，脾胃先遭殃

脾胃最怕寒凉食物，冬天吃西瓜和雪糕自不必提，即使是夏天，吃寒凉食物也会损害孩子脾胃的"工作积极性"。

中医说胃"主受纳""腐熟水谷"。通俗地讲，胃就像一口锅，这口锅要在热的状态下才容易烹熟食物，吃寒凉食物就像给这口锅加冷水或让锅底下的灶膛"熄火"，导致锅里的食物总是熟不了，如此一来，人体还怎么消化食物、吸收营养呢？

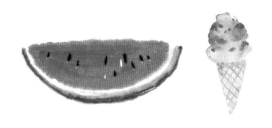

父母要想孩子脾胃好，除少给孩子吃西瓜、雪糕外，香蕉、柚子、猕猴桃、哈密瓜、螃蟹等寒性重的食物也应该适量给孩子吃，不宜吃太多。

◍ 不吃早餐，胃气不足

早上7点到9点胃经当令，气血流注于胃经，人体胃肠消化吸收能力最强。此时进食营养丰富的早餐就是配合胃的工作，使胃发挥"受纳"和"腐熟水谷"的功能，继而将营养输送到各个器官，滋养脏腑。

而长期不吃早餐，胃经气血得不到及时补充，导致胃气不足，胃的功能就会减弱，不能为全身各脏器的生理活动提供所需要的能量。

在日常生活中，许多孩子由于刚起床没有胃口，常常不吃早餐或吃得很少，长此以往会导致孩子脾胃功能失调。

🧴 喜欢吃夜宵，睡眠不安稳

有些学龄孩子学习到半夜，父母为了给他们补充营养，常常准备丰盛的夜宵，一些小宝宝也有睡前喝奶的习惯。其实，这样的生活方式对孩子的身体健康很不利。

我国自古就有"胃不和卧不安"的说法。孩子吃夜宵会加重胃的负担，影响脾胃休息，进而影响睡眠，容易出现入睡困难或睡中多梦的情况，严重者还会失眠。第二天早上，孩子因为睡得不好而感到全身乏力，没胃口吃早饭，由此形成恶性循环。

有些小宝宝睡前喝了奶，晚上往往睡得不踏实，怕热，踢被子，父母就得不停地为他盖被子，偶尔睡着了忘盖被子，小宝宝就会受凉感冒。

父母要想改变这种状况，必须下定决心把孩子的夜宵和夜奶戒掉，让孩子回归正常的饮食、睡眠节奏，这样孩子才能健康强壮。

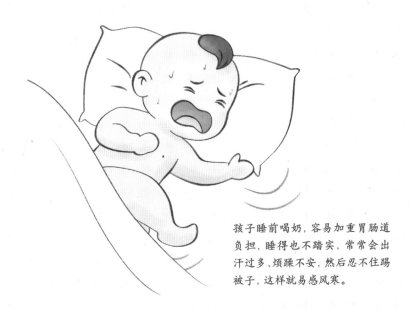

孩子睡前喝奶，容易加重胃肠道负担，睡得也不踏实，常常会出汗过多、烦躁不安，然后忍不住踢被子，这样就易感风寒。

父母不能纵容孩子吃东西

即便是健康的食物，父母也不能纵容孩子，一味由着孩子吃个够。不健康的食物则最好不吃，比如巧克力、糖果、碳酸饮料等。3岁以上的孩子实在想吃，可以偶尔让孩子吃点儿；3岁以下的孩子，不健康的食物尽量不要吃。

不要担心孩子会饿坏

大多数孩子都知道饱和饿的感觉，偶尔饿得久一点儿，对身体没什么大影响，还能纠正部分饮食上的坏习惯，培养规律进食的好习惯。父母要了解孩子的饭量，尊重孩子的饮食规律，在孩子不愿吃饭的时候，不强迫孩子进食，否则一顿饭喂一两个小时，对孩子的脾伤害很大。

中医小讲堂

固本培元——中医育儿的要点

固本，就是通过对后天之本的脾进行保养和调理，加强和培固生命的根本，全面增强身体各组织器官的功能。培元，就是培补体内的元气。元气是维持生命活动的基本物质，能推动人体生长和发育，温煦和激发脏腑、经络等的生理活动。机体元气充沛，则脏腑、经络等活力旺盛，体质强健而少病。

固本培元，就是通过健脾来补充和恢复元气，增强身体免疫力，提高身体机能，使孩子健康、少生病。同时，通过调理阴阳、气血、脏腑功能，可使机体阴阳平衡，气血顺畅，脏腑功能恢复正常生理状态。

🫙 日常生活中如何养脾

◎ 饭桌上专心吃饭

吃饭定时定量，细嚼慢咽，父母不要追着孩子喂饭，不要让孩子顿顿吃撑，偶尔饿一顿没关系。孩子吃饭时不要玩手机、平板电脑等，父母也不要在餐桌上训斥孩子。

◎ 给孩子做五谷粥

父母尽量给孩子吃当季食物，多吃薏米、茯苓和粳米煮的粥，能起到滋养脾胃的作用。少吃辛辣、生冷等刺激性的食物。炸鸡、薯条、比萨等食品往往是孩子的最爱，平时要注意控制摄入。

◎ 饭后散步10分钟

中医有"以动助脾"的养生观念，饭后散步10分钟有助于增强脾胃功能、促进消化。孩子在室内坐得久了，父母要提醒他出去运动运动，避免养成久坐的习惯。周末宜多带孩子去公园或者野外玩耍。

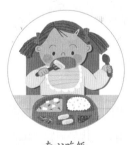

专心吃饭

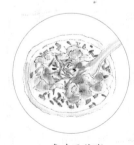

多吃五谷粥

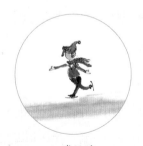

常运动

小儿养肺，秋冬是关键

🫧 肺有三怕，均集中在秋季

中医认为"肺为娇脏""其位最高""不耐寒热"，意思是说，肺比较娇嫩，位于人体上部，容易被寒热侵犯。而且"肺喜润而恶燥"，易受燥邪伤害。入秋后，天气干燥，孩子的肺容易被燥气伤害。肺伤了会引发咳嗽，继而伤及气管，甚至导致哮喘频发。

一怕燥：燥易耗伤人体津液，常见口鼻干燥、咽喉作痒、干咳无痰、鼻出血、皮肤干裂等症。

二怕寒：寒邪易经口鼻犯肺，使肺气不得发散，津液凝结生痰，从而诱发感冒、咳嗽等呼吸系统病症。

三怕忧：《黄帝内经》提到"悲则气消""愁忧者，气闭塞而不行"，说的是过度悲哀或忧愁易损伤肺气，导致肺气运行失常。

中医小讲堂

如何判断孩子肺虚

肺虚会导致孩子气不足，即所谓的"气虚"，表现为说话声音较低、气短乏力、四肢困倦等。

肺与大肠相表里，且肺外合皮毛，因此如果肺没调养好，孩子不仅容易大便干燥，还可能出现皮肤粗糙、暗淡无光、干燥脱皮等问题。

秋季如何护肺养肺

喝水宜少量多次

秋冬气候干燥，孩子需要更多的水来维持机体需要。饮水应少量多次，不可一次过量喝水，以免损伤脾胃功能。父母可以给1岁以上的孩子喝点蜂蜜水，润肺养肺。

吃润肺食物

百合、梨、山药、银耳等白色食物是秋季润肺佳品，可以炒着吃或凉拌吃，也可以煮成甜汤吃。

慢跑或爬山

运动不仅能有效增加肺活量，还能有效改善孩子的肺功能。秋冬季应尽量选择舒缓的运动，如慢跑、爬山等，这样既不会出汗多损耗元气，又可以保肺强身，增强孩子抗病耐寒的能力。

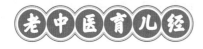

笑可以让孩子感到快乐和满足，还有助于养肺。因为大笑能生发肺气，让肺吸入足量清气，呼出废气，加快血液循环，使呼吸通畅，帮助孩子消除疲劳，驱除抑郁，解除胸闷，恢复体力。

🏺 不要让孩子熬夜

不健康的生活方式也会影响肺功能。熬夜耗阴，而睡眠是补充能量、养阴的过程。过度熬夜，长时间用电脑、手机，相当于能量光用不补，长此以往，肺阴就会被过度损耗。因此，父母一定要注意改善孩子的生活方式，让孩子多睡觉、早睡觉，少玩手机和电脑，帮助孩子节制耗阴损精的行为。

🏺 穿衣三分寒

临床中发现，衣着过多的孩子经常感冒，而衣衫适中的孩子很少患病，这是因为后者更加适应天气的冷热变化。孩子天生肺虚，本就容易感冒。平时让孩子穿衣常带三分寒，会增强他们的抗病能力。婴幼儿及上幼儿园的孩子一般比父母多半件；上学的孩子运动量大，应该和父母穿得差不多，甚至还要少一点儿。

🏺 进行耐寒锻炼

如果父母能持久地帮助孩子进行耐寒训练，孩子的免疫力会更强。大一些的孩子可以从夏天开始尝试游泳，结束后进行搓手、搓脸、跺脚等恢复运动，并多喝温水。循序渐进，让孩子逐步提高抗寒能力。平时衣着过多的孩子进行耐寒锻炼会比较困难，父母需要制订一个系统的方案，陪着孩子逐步完成，例如每天用冷水洗脸、洗手等，假以时日，孩子会变得更健康。

孩子情绪不好，脾肺最先受伤

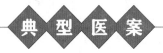

典型医案

    笔者在门诊时遇到过这样一位妈妈，她的孩子患有鼻炎，反复咳嗽数月，总是不见好。她非常焦虑，只要孩子一打喷嚏，偶尔咳嗽几声，她就开始头皮发麻："完了，看来这孩子有哮喘病了，哮喘不容易治好，长期用药对身体也不好，这可怎么办呢？孩子身体不好，体育成绩过不了关，对以后小升初、中考、高考都会有影响，孩子这一辈子不就完了吗？"她经常要求孩子这样吃，那样做，可孩子似乎总跟她作对，总是不听话，鼻炎、咳嗽也不见好，晚上睡觉越来越迟，白天上课精神不振。她逼着孩子吃饭睡觉，孩子就是拖拖拉拉，她就更生气……

父母焦虑容易影响孩子

    据调查，在中国，大多数父母对孩子成长的各方面感到焦虑，尤其是孩子的学习、心理、情绪管理等。

    适度焦虑可以让父母有意识地觉察孩子的情况，帮助他们更好地解决问题。但是，很多父母的焦虑已经远远超出界限，以至于时常把自己的焦虑传递给孩子，让孩子也感受到紧张和巨大压力，以致在潜意识里想和父母保持距离，拒绝交流。负面情绪容易影响孩子的脾肺功能，导致孩子脾肺失和，进而带来各种绵延不断的小毛病，在短期内很难治愈。

忧思过甚，脾肺是最直接的受害者

《黄帝内经》里说，思伤脾，脾开窍于口，其华在唇，在志为思。思虑过度，所欲不遂，可导致气滞、气结，影响脾的运化。案例中的孩子在妈妈的压力之下，思虑不免开始变重，影响脾胃对食物的消化吸收。身体获得的养分不足，气血不畅，就更容易出现厌食、晚睡、上课打瞌睡等现象。

《黄帝内经》认为，忧伤肺。当孩子内心出现忧愁的情绪时，可使肺气抑郁，耗散气阴，产生肺阻气，损伤肺脏，引起气短、胸闷、意志消沉等问题，降低孩子对疾病的抵抗力，诱发感冒、咳嗽等，重则导致鼻炎长久不愈。

孩子情绪好，很多病自然就好了

孩子心智发育不全，对疾病的抵抗能力弱，父母对此焦虑，孩子感受到这份情绪并加以吸收，也会逐渐变得焦虑。

现在孩子得抑郁症的比例大大提高，很多孩子看起来是身体有病，实际上是心理有问题。父母不要一味只想着给孩子治身体上的病，而要及时疏导孩子的情绪。孩子开心了，忧思少了，脾肺功能会更强大，自然吃得香，睡得好，上课有精神，下课想运动，身体机能大大提高，平时即便感冒、咳嗽等，也能很快自愈。

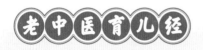

老中医育儿经

父母无法为孩子抵挡一生的风雨，能做的就是引导孩子抛却无用的焦虑，正确面对人生。但父母不焦虑并不意味着不让孩子吃苦，而是要让孩子自己学会从容应对人生之苦，让孩子明白，人生漫长，一次跌倒并不可怕，重要的是站起来，不怕输才能有机会赢。

贰

易感冒，常咳嗽、发热，多是肺脾两虚

孩子经常感冒，病象在肺，根源却常在于脾虚，而发热多与肺热相关。本章将分享中医增免汤粥，助力孩子固本培元，避免虚亢。同时，提供感冒初期的食疗良方、止咳化痰的推拿技巧，以及孩子发热时的处理要点，旨在帮助父母通过内外调养，养护孩子娇嫩的肺脾，远离反复感冒和咳嗽的烦恼。

孩子常感冒，病在肺，而根在脾

🍐 脾虚生热，易招风寒

笔者在门诊发现，脾虚的孩子更容易感冒。这些孩子反复感冒，经常咳嗽，持续2周甚至3周。脾五行属土，肺五行属金，土生金，脾和肺属母子关系。脾虚的孩子平时吃饭没胃口，机体不能及时提供足够营养给肺，脾虚而致肺虚。脾虚时食物在体内长久堆积，就容易化热，而机体为了散热会打开毛孔排出汗液，给风邪、寒邪等侵入孩子体内创造有利条件，孩子就容易感冒。中医有句老话"四季脾旺不受邪"，说的就是脾旺有助于孩子抵抗病邪侵袭。

🍐 脾弱了，肺就失去了战斗力

如果把孩子的身体比作国家，那外感的风邪、寒邪就是侵略者，肺就是守城的将军。将军在指挥打仗时，要先吃饱才有劲，这就到了脾胃发挥作用的时候了。先要脾胃强健，才能为肺源源不断提供御敌的"口粮"和"弹药"。所以，孩子反复感冒，表面上是肺的病，深层次却连着脾，想要治疗感冒，就得肺脾兼顾。

🍐 孩子反复感冒，要调整生活方式

孩子反复感冒，体质差，免疫力低下，这类情况通常不是天生的，而主要在于生活起居以及饮食方式不当。

孩子本就体质偏虚，正气不足。父母要在衣食住行、情志等多方面呵护，选择适合孩子身体状态、易消化、高膳食纤维、多样化的食物，使孩子膳食合理、营养摄入均衡，降低病邪侵袭孩子身体的概率。

❶ 保护好孩子的小肚子（神阙穴）、脚底板，避免受凉，不要让风直吹孩子的头面部。

❷ 注意环境卫生，室内经常通风换气。

❸ 在流感高发季节，不带孩子去公共场所，不让孩子接触已感染的儿童和成人。

❹ 在天气多变的季节，孩子穿衣要冷暖适宜。

❺ 引导孩子养成良好的生活习惯，保证孩子有充足的睡眠时间。

❻ 孩子在精神状态好的情况下适当运动，微微发汗，注意避免出汗时吹风，以防病邪借皮肤毛孔扩张之机侵入孩子体内，使孩子生病。

❼ 气虚较严重的孩子，可在医生指导下适当使用食疗方、药物来增强机体免疫力。

❽ 给孩子吃清淡易消化的食物，如粥、米汤、面片、馄饨等。可以把蔬菜和肉切成碎末加进去，这样既有营养，又易消化。

❾ 多喝水有助于保持呼吸道湿润，也有助于体内废物的排出，对发热的孩子也有降温的作用。

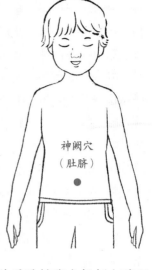

神阙穴
（肚脐）

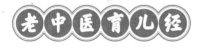

老中医育儿经

在日常生活中经常会遇到这样的情况，孩子生病了，想吃不健康的油炸食品，父母一心软就买了。这种做法非常不可取。孩子感冒时脾正虚，此时吃难消化的油炸食品是火上浇油，父母一定要注意。

中医增免汤粥，强力固本培元

在日常饮食中，父母可选用山药、茯苓、红豆、陈皮等药食两用的材料做成汤或粥，帮助孩子调理脾胃，提高机体抗病能力。这里推荐两款固本食疗方，帮孩子增强免疫力。

增免汤

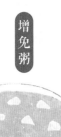

原料：母鸡肉250克，胡萝卜、香葱各1根，生姜3片，黄芪10克，白术6克，防风3克，料酒、盐各适量。

做法：①母鸡肉洗净，切块，放入沸水锅中，加入适量料酒与生姜片，焯水去血污；胡萝卜洗净，去皮切块；香葱洗净，切末。

②母鸡肉块与胡萝卜块一同放入锅中，放入洗净的黄芪、白术、防风，加适量清水，煲2个小时，食用前加葱末、盐调味。

用法：每周给孩子吃2次，当天吃完，勿隔夜。

功效：此方可健脾固表益气。

增免粥

原料：黄芪15克，山药10克，红枣5颗，粳米、苹果各50克，白糖适量。

做法：①黄芪、山药和红枣洗净，一同放入锅中，加适量清水，水沸后煮10分钟，去渣取汁。

②苹果洗净，切块；粳米洗净。

③汤汁中加入粳米，煮沸后加入苹果块，同煮成粥，食用前加白糖调味。

用法：每周给孩子吃3次或4次。

功效：此方可健脾养胃，补中益气。

脾虚生痰，孩子反复咳嗽

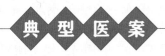

典 型 医 案

　　某个冬日，一位妈妈带她的4岁儿子来诊室就诊。经过检查，笔者发现孩子有咳嗽带痰、流清鼻涕、舌苔白腻等症状，同时伴有颈部淋巴结肿大、大便偏干的问题。他的妈妈说，从秋天开始，孩子每个月都会咳嗽一次。仔细诊察后发现，这孩子是痰湿咳嗽夹食积，根源是脾虚，造成湿邪留于体内，痰湿聚于肺，肺气功能下降，外感风寒后肺脾功能受阻，于是长期咳嗽。具有类似症状的孩子在门诊中常常出现，多数孩子久咳不愈，有的孩子月月发热咳嗽，究其根源，他们有一个共同点——脾虚，简单来说，就是脾胃功能下降。

脾虚则会生痰

　　脾胃居中焦，也就是位于身体中部，是升降的枢纽，其升降影响水谷精微、津液输布。因此，只有脾胃健运，五脏六腑才能和顺协调，孩子才能元气充沛。

　　当孩子脾虚时，就会出现各种症状，如流口水、面黄肌瘦、体质弱易生病、呕吐、腹胀、不爱吃饭、多梦、睡觉翻来覆去、大便性状异常等。时间久了，脾就难以运化水湿，便把痰湿炼化出来。痰湿向上游走到肺，就会影响肺气的肃降功能，从而导致肺热，使肺变成一个贮痰容器，导致孩子出现胸口有痰、鼻塞、流黄脓鼻涕，甚至便干等症状。

🍐 治疗脾虚咳嗽，要健脾化痰

因为脾虚生痰，肺为贮痰之器，所以在治疗脾虚咳嗽时，不仅要止咳，还要健脾化痰，调理脾肺，培土生金。当脾胃强壮了，食物中的营养物质就能很快地转化为正气，使肺气通畅，机体就能够有力地抵御外来病邪，拒敌于体表之外，孩子咳嗽多痰也能很快痊愈。

🍐 以下情况须立即就医

❶ 孩子咳嗽很严重，并且呼吸困难，且排除了异物堵住孩子气管的可能，比如孩子误吞花生米、小圆珠、玩具小零件等。

❷ 孩子咳嗽伴高热、喘鸣、呼吸困难，须立即送医院紧急处理。

❸ 孩子脸色不好，常发紫，或者呼吸增快、提肩呼吸，吸气时胸壁下部凹陷，很有可能是毛细支气管炎，应及时就医。

中医小讲堂

孩子咳嗽，先找病因

唐代名医孙思邈说过："夫为医者，当须先洞晓病源，知其所犯，以食治之。食疗不愈，然后命药。"意思是：医生为人治疗疾病，首先要弄清发病根源，知道疾病所犯脏腑，用饮食加以调理。如果饮食调理不见效果，才可考虑药物治疗。

适用于感冒初期的3款咳嗽食疗方

在孩子咳嗽初期,父母可以先观察。对于以下5种咳嗽,父母不必过于担心,可以在家先通过食疗来为孩子调理。

❶ 孩子虽然咳嗽、发热,但精神好。

❷ 孩子感冒发热后,咳嗽不止。

❸ 孩子咳嗽、痰多,但不发热,精神好。

❹ 孩子只在清晨咳嗽。

❺ 孩子在紧张时或运动后轻微咳嗽。

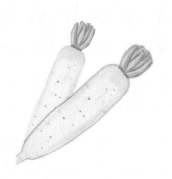

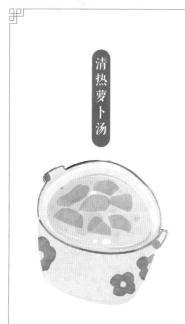

清热萝卜汤

原料: 白萝卜500克,川贝10克,瘦肉150克,盐适量。

做法: ①白萝卜洗净,切块;瘦肉洗净,焯水切块;川贝洗净。

②白萝卜块、瘦肉块、川贝一起放入锅中,加适量清水,大火煮沸后转小火煲4个小时,食用前加盐调味。

用法: 每次口服150毫升左右,一天2次。如果孩子舌苔黄、痰多,可连服3~5天。

功效: 此方能清肺热化痰,下气止咳,适用于鼻塞流黄涕、咳黄稠痰的风热咳嗽。

姜蛋汤

原料：鸡蛋1个，生姜2片，盐、植物油各适量。

做法：①生姜洗净，切丝。

②油锅烧热，打入鸡蛋，煎至两面金黄，加入生姜丝和适量沸水，再沸后煮5~6分钟至汤约有大半碗，食用前加盐调味。

用法：每次口服150毫升左右，一天2次。

功效：此方能祛风散寒止咳，适用于流清涕、打喷嚏、恶寒怕冷、无汗、咳嗽痰稀色白、苔薄白的风寒咳嗽。

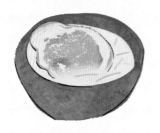

玉竹苹果瘦肉汤

原料：玉竹30克，苹果2个，瘦肉200克，蜜枣适量。

做法：①苹果洗净，去核切块；瘦肉洗净，焯水切片。

②苹果块和瘦肉片一同放入锅中，加入玉竹、蜜枣和适量清水，大火煮沸后转小火煲1个小时。

用法：每次口服150毫升左右，一天2次。

功效：此方能养阴生津，润肺止咳，适用于秋燥咳嗽、支气管炎后期及肺炎恢复期、干咳无痰或痰少黏稠难咳、鼻燥咽干等阴虚咳嗽。

注：以上3款食疗方适用于1岁以上的孩子，宜汤与食材同食。

捏捏按按，止咳化痰，孩子更舒服

治疗咳嗽，除了使用药物帮助孩子止咳化痰，推拿也是不错的选择，父母可以在家对照穴位和手法进行操作。以下几组手法联合使用，能起到宽胸宣肺、止咳化痰的作用，可辅助治疗百日咳、支气管哮喘、肺炎等，对促进肺部啰音吸收也有一定效果。

扫一扫 看视频

揉掌小横纹 清热散结，宽胸宣肺，化痰止咳

定位： 在掌面，小指根下，尺侧掌纹头。

操作： 用中指或拇指揉掌小横纹100~500次。

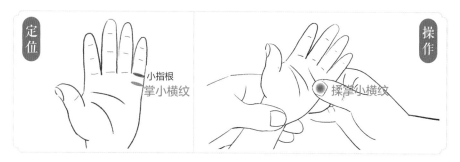

按揉膻中 宽胸理气，平喘止咳

定位： 在两乳头连线中点凹陷处。

操作： 用拇指或食指指腹按揉膻中50~100次。

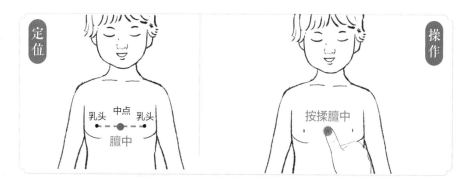

分推肩胛 宣肺镇咳，可缓解急、慢性支气管炎和支气管哮喘

定位： 在背部两侧肩胛骨内侧缘。

操作： 用双手拇指沿两侧肩胛骨内侧缘从上向下作弯月形分推100~300次。

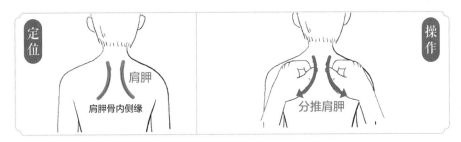

按揉肺俞 调肺气，补虚损，止咳，化痰

定位： 在第3胸椎棘突下（第3胸椎与第4胸椎间），后正中线旁开1.5寸处。左右各1穴，间距3寸。

操作： 用双手四指轻轻扶住孩子两侧肩臂，再用双手拇指按揉肺俞100~200次。

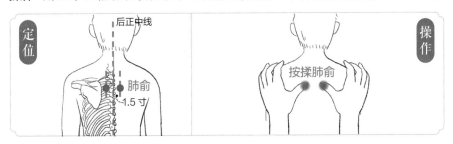

推小横纹 退热，消胀，散结

定位： 在掌面，即食指、中指、无名指、小指掌指关节之横纹。

操作： 使孩子四指并拢，用拇指指腹横向来回推100~300次。

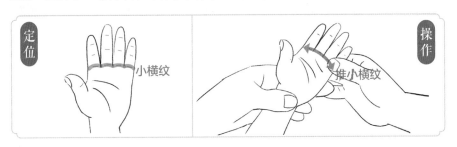

孩子发热，多在肺上找原因

发热多是肺的宣发功能出了问题

经常有父母问笔者，孩子发热了，该如何处理。孩子对疾病的抵抗力比较弱，突然发热很正常，父母只要了解清楚发热的一些基本原理和护理方法，就可以自如应对，而不是带着孩子频繁跑医院。

中医认为，肺主宣发，亦主皮毛。意思是说，肺脏的阳气要经过皮肤宣发出去，让皮肤保持正常温度，才能够抵御外邪的侵入。如果肺的功能出了问题，那么宣发阳气的能力就会下降，皮毛的发散能力也会下降，导致身体里的阳气聚积在皮肤表面发散不出去，身体温度持续升高，于是孩子就会出现发热的症状。

中医小讲堂

体温37℃算不算发热

对于体温37℃算不算发热，目前尚有很多争议，但主流观点认为，37℃对于孩子来说属于正常体温。因为孩子年幼，体温调节功能尚未发育完善，为了让身体感觉舒适，保持恒温，孩子身体设定的温度就会比成人的高一些。另外，孩子在出牙期、接种疫苗后，身体温度也会升高，这些都是正常现象。所以，父母想要判断孩子是否发热，不能参照37℃这个标准。临床工作中，判定孩子发热，一般以腋窝温度大于等于37.5℃或肛温大于等于38℃为标准。

🏺 孩子发热并非坏事

中医认为,发热是正邪相争的表现,某种程度上是好事,说明孩子有免疫力,体内正气正在发挥作用。遇到孩子虽然发热但精神状态比较好的情况,父母先不要着急给孩子服用各种退热药和抗生素。孩子频繁地吃这两种药,药物产生的副作用可能比发热本身对孩子的伤害更大。

🏺 孩子发热的应对方法

◎ 测量体温,观察孩子的精神状态

发现孩子发热时,父母应尽快给孩子测量体温,建议用电子体温计进行腋窝测量,然后根据孩子的体温和精神状态,决定应对方法。

◎ 物理降温

如果体温在38.5℃以下,孩子精神状态良好,可以用温水外敷额头、洗温水澡、减少衣服、多喝温水等措施来帮助孩子降低体温。

◎ 吃退热药降温

如果体温超过38.5℃,孩子有明显不适,可以吃退热药。3个月以上的孩子,可以吃对乙酰氨基酚(婴幼儿制剂)。6个月以上的孩子,可以吃布洛芬(婴幼儿制剂)和对乙酰氨基酚(婴幼儿制剂)。退热药一般4~6小时服用一次。

🏺 以下情况需立即就医

❶ 3个月以内的婴儿,发热就要去医院;3个月以上的孩子,发热超过40℃,或精神状态不好,要马上去医院。

❷ 孩子虽然体温没有达到40℃,但精神状态不好,出现头痛、抽搐、皮疹、呕吐、腹泻等症状,要立即去医院。

❸ 孩子持续发热超过72小时,要立即去医院。

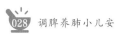

孩子吃退热药有讲究

⚱ 体温不超过38℃，孩子有精神，可暂时不吃退热药

父母判断要不要给孩子吃退热药，不能单纯以体温高低作为标准，还要看孩子的精神状态。

孩子发热超过38℃，很多人的第一反应是立刻喂退热药。其实，发热不是病，而是孩子身体的一种防御反应。发热一般不会给孩子造成大的伤害（除非极高热），但会给孩子带来身体不适，比如怕冷、头晕、乏力等。之所以给孩子吃退热药，主要是为了缓解发热给孩子身体带来的不适感，而退热药本身不能从根本上治愈发热。

如果孩子体温处于38℃以下，且精神状态好，那么在保持屋内温暖的前提下，父母可以采取一些特殊的护理方式，比如尽可能让孩子少穿衣服，帮助孩子散热。同时，因为孩子退热主要是通过皮肤排出汗液来实现的，这个过程会消耗较多水分，父母还可以给孩子少量多次饮用温水。

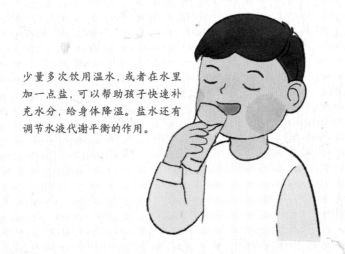

少量多次饮用温水，或者在水里加一点盐，可以帮助孩子快速补充水分，给身体降温。盐水还有调节水液代谢平衡的作用。

⚕ 常用退热药有对乙酰氨基酚和布洛芬

对乙酰氨基酚和布洛芬是两种常见退热药的主要成分，它们的生产工艺要求不是太高，所以生产厂家很多，商品名五花八门。父母买药时，要认准成分，不要被商品名迷花了眼。

对乙酰氨基酚起效速度快，服用半个小时后就能开始发挥药效，副作用比较小，是孩子退热优先推荐的药。

布洛芬药效持续时间长，退高热效果好，但是起效速度比较慢，对胃和肝肾有一定的副作用。6个月以内的宝宝，身体发育不完全，体质娇嫩，肝肾代谢能力差，所以不建议服用布洛芬退热。而大一点的孩子，身体代谢能力增强，可大大减轻布洛芬的副作用，所以可以服用。

6个月以上的孩子，儿童版布洛芬和对乙酰氨基酚都可以服用，但目前不建议两种药物交替使用。

低龄孩子服用的退热药一般是液体的，可以兑水服用；年龄大的孩子可以服用固体的退热药片或者胶囊等。

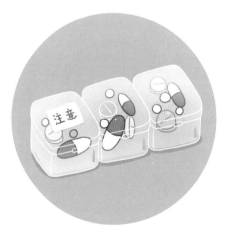

因为很多药的成分是有重叠的，所以给孩子使用退热药时，不要同时使用感冒药或止咳化痰药物，避免相同成分的药物服用过量。

服用退热药的注意事项

◎ 孩子吃了退热药后，体温降不下来，要不要再吃一次

不建议再吃一次。服用退热药后，即便孩子体温没降，也不能再服用，两次用药应该间隔4小时以上，24小时之内用药不得超过4次。频繁用药可能会导致孩子因药物服用过量而受到伤害。

◎ 孩子吃了退热药后，体温依然没降下来，该怎么办

建议先给孩子物理降温，降低室内温度，减少穿着的衣物。如果体温还是没降下来，可以去医院查明发热原因。

◎ 孩子高热，需要吃了退热药再就医吗？会不会影响医生的判断

吃退热药一般不会影响医生的判断和治疗。孩子高热时，建议先口服退热药，父母或家人同步去医院排队、挂号。

感冒药不可以当退热药吃

不少父母发现家里的退热药过期了，或者用完了，就想用普通感冒药来代替退热药。这样是否可行呢？其实，这样做并不合适，尤其是对体温超过38.5℃的孩子。这是因为孩子发热的原因有很多种，而且有的感冒药不一定含有退热成分，不能帮助孩子缓解发热带来的不适。父母可以去药房或通过外卖平台购买退热药应急。

如果购买的感冒药中含有布洛芬或者对乙酰氨基酚等退热成分，孩子年龄也较大了，那么父母可以让孩子先服用这类感冒药。如果孩子口服感冒药后症状仍无缓解，建议尽快去医院就诊。

推拿退热的王牌——清天河水

清天河水可用于孩子各种热证的退热，且清热的同时不伤阴津，使用病症范围广，没有副作用，在家操作非常方便。用这个方法给孩子退热，不仅退热效果好，孩子病后体力、体质恢复得也快。

扫一扫 看视频

清天河水

定位： 在前臂内侧正中，自腕横纹至肘横纹成一直线，即小臂内侧，从手腕到小臂弯。

操作： 用清水作介质，食指和中指并拢，从孩子手腕中心推向小臂弯中心，称清天河水。1岁以下孩子推100次左右，1~3岁孩子推300~500次，3岁以上孩子可推500~800次。

注意： 发热时，通常推孩子的左臂；当孩子体温较高时，父母可以交替推孩子的双臂。推的时候，力气不要太大，防止把孩子皮肤磨破，注意力道适中，以孩子不感疼痛为宜。

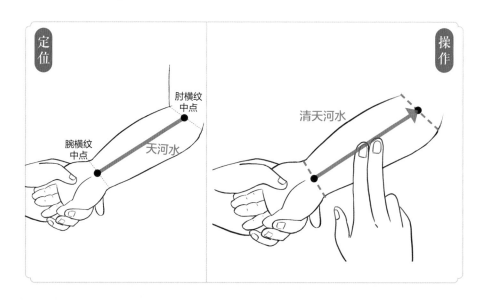

既腹泻又发热，分清顺序再治疗

顺序不同，病因不同，方法不同

临床上，很多孩子一发热，没过多久就会拉肚子；也有些孩子拉肚子一两天后开始发热。遇到这些情况后有的父母就很疑惑，不知道是先给孩子退热还是止泻。

发热和腹泻是两种不同的症状，有不同的病因。因此，父母首先要理清发热和腹泻的顺序——孩子是先有发热再出现腹泻，还是先有腹泻，再引起发热。

一般来说，孩子先腹泻后发热，多是肠道功能受损，感染了病毒或者细菌。先发热后腹泻则分为两种情况，一种是外感寒邪引起发热腹泻，一种是积食引起发热腹泻。

以上三种情况，病因不同，治疗方法也不同。出现腹泻伴发热，一定要注意给孩子及时补充水分，以防脱水。若出现腹泻剧烈伴高热不退或持续呕吐等症状，建议立即去医院检查。

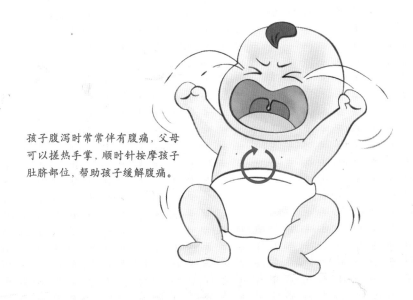

孩子腹泻时常常伴有腹痛，父母可以搓热手掌，顺时针按摩孩子肚脐部位，帮助孩子缓解腹痛。

先腹泻后发热，用清肠泄热推拿手法

孔子先腹泻后发热，主要原因通常是肠道功能受损，胃肠道感染轮状病毒或诺如病毒、细菌等，引起急性肠胃炎，从而导致孩子发热。腹泻伴发热不严重的话，父母可以使用下面一组推拿手法，帮助孩子迅速止泻退热。

扫一扫 看视频

清天河水 清热凉血

定位： 在前臂内侧正中，自腕横纹至肘横纹成一直线，即小臂内侧，从手腕到小臂弯。

操作： 用清水作介质，食指和中指并拢，从孩子手腕中心推向小臂弯中心，推100~300次。

注意： 发热时，通常推孩子的左臂；当体温较高时，父母可以交替推孩子的双臂。

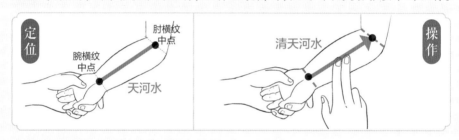

清大肠 清利肠腑，除湿热，导积滞

定位： 食指桡侧（靠拇指一侧）缘，由指尖到虎口成一直线。

操作： 用拇指桡侧面自孩子虎口直推至食指指尖，称清大肠，推100~300次。

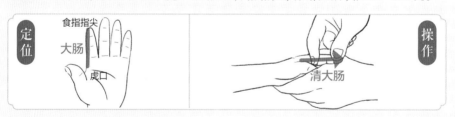

揉龟尾 调理大肠，止泻

定位： 尾椎骨端。

操作： 用拇指指腹轻揉孩子龟尾，揉100~300次。

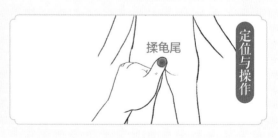

🫧 外感寒邪引起发热腹泻，用祛风散寒推拿手法

外感寒邪引起发热腹泻很常见。风寒从皮肤侵入，毛孔被寒邪堵塞从而引起发热、恶寒。同时，寒邪很容易直中脾胃，脾受寒邪就容易导致腹泻。此时，孩子主要表现出发热、恶寒、流涕等感冒症状，伴有腹泻，大便呈青色泡沫样或黄色，且气味较臭，还常常伴有呕吐等症状。遇到这种情况，父母可用下面几个推拿方法，为孩子调理腹泻。

扫一扫 看视频

开天门 祛风散邪，通鼻窍，开窍醒神，调节阴阳

定位： 眉心至前发际成一直线。

操作： 两拇指指腹自孩子眉心向额上交替直推至发际，称开天门，推30~50次。

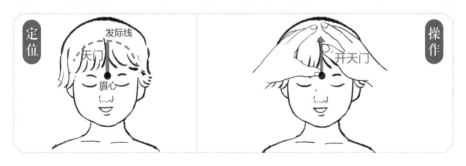

推坎宫 疏风解表，调节阴阳，醒脑明目，止头痛

定位： 自眉心起至眉梢成一横线。

操作： 两拇指指腹自孩子眉心分推至眉梢，称推坎宫，推30~50次。

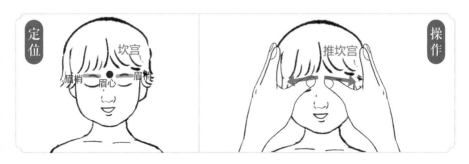

揉太阳 疏风解表，调节阴阳，清利头目，止头痛

定位： 眉梢后方凹陷处。

操作： 用两拇指、食指或中指指腹揉100~300次。

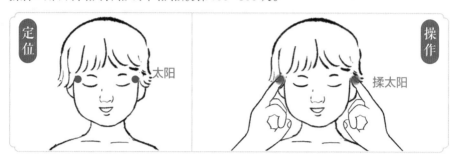

揉耳后高骨 疏风解表，镇静安神，定惊

定位： 耳后入发际，乳突后缘高骨下凹陷中。

操作： 用两手食指、中指、无名指、小指托扶孩子头部，用两拇指指腹揉30~50次。

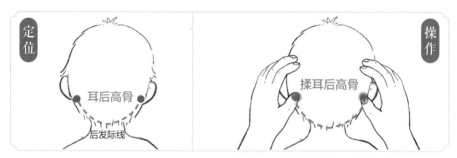

推三关 培补元气，发汗行气，使百脉和畅，可用于气血虚弱、病后体弱、阴虚肢冷、腹痛、腹泻、风寒感冒等

定位： 前臂桡侧（靠拇指一侧），腕横纹至肘横纹成一直线。

操作： 食、中二指并拢，自孩子前臂桡侧腕横纹起推至肘横纹处，推100~500次。

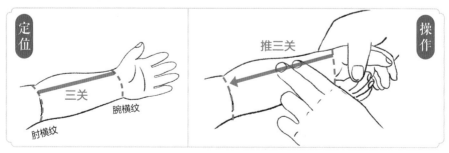

揉外劳宫 温阳散寒，健脾养胃，主治外感风寒、腹胀、腹泻、咳嗽等

定位：在手背，食指与中指掌骨（第2、第3掌骨）中间，与内劳宫相对。

操作：用拇指指甲掐揉或中指指端揉，揉100~500次。

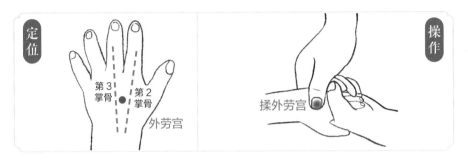

揉一窝风 温中行气，主治腹痛、肠鸣、泄泻、消化不良、小儿伤风感冒等

定位：在手背，腕横纹中央之凹陷处。

操作：用拇指指端揉100~300次。

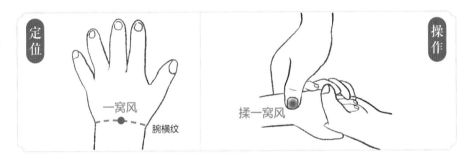

补大肠 涩肠固脱，温中止泻，主治小儿虚寒腹泻、脱肛、痢疾等病症

定位：食指桡侧（靠拇指一侧）缘，自指尖至虎口成一直线。

操作：用拇指桡侧面自孩子食指指尖直推至虎口，称补大肠，推100~500次。

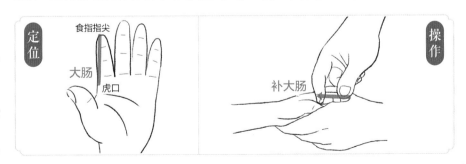

🍶 积食引起发热伴腹泻，用消食化积推拿手法

很多父母不知道，积食也是导致孩子发热腹泻的常见病因。很多孩子在饮食上不能控制自己，一旦吃多了，吃杂了，超出了脾胃的消化吸收能力，消化不了的食物就堆积在胃肠，积而发热，常伴有腹痛、腹胀、口臭及腹泻等症状。孩子的大便里有未消化的食物残渣，而积热会随着大便泻出，孩子的腹痛因此会有所缓解。针对孩子积食发热，推荐父母使用以下推拿手法。

扫一扫 看视频

掐推四横纹 消肿散结，调和气血，退热除烦，消食开胃，改善厌食、积食

定位： 食、中、无名、小指第1指间关节的横纹。

操作： 用拇指指甲依次掐之，掐3~5次，继而横向来回直推，推30~50次。

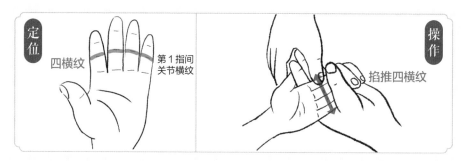

顺运八卦 宽胸理气，行滞消食，主治泄泻、食欲不振、咳嗽、痰喘、胸闷等症

定位： 以掌心为圆心，以圆心至中指根横纹2/3处为半径画圆，八卦即在此圆上。

操作： 用左手拇指按住孩子中指指根处，让孩子掌心向上，用右手拇指指尖作顺时针环形推动，推100~300次。

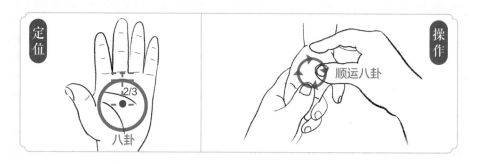

逆运八卦 止咳平喘，和胃降逆，止呕，健脾，消腹胀，降胃气，消宿食

定位：以掌心为圆心，以圆心至中指根横纹2/3处为半径画圆，八卦即在此圆上。

操作：用左手拇指按住孩子中指指根处，让孩子掌心向上，用右手拇指指尖作
逆时针环形推动，推100~300次。

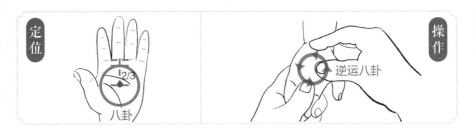

退六腑 清热解毒，消肿止痛

定位：在前臂尺侧（靠小指一侧）自肘关节至掌根成一直线。

操作：用食、中二指指腹自孩子肘关节推至掌根，推100~500次。

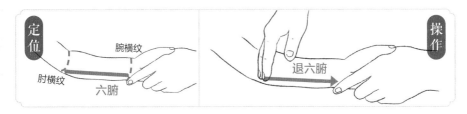

推下七节骨 泄热通便

定位：第4腰椎至尾椎骨端成一直线。

操作：用拇指桡侧面或食、中二指
指腹自上而下推100~200次。

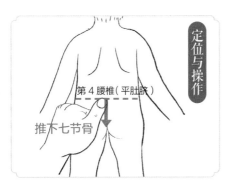

揉龟尾 温阳止泻

定位：尾椎骨端。

操作：用拇指指腹轻揉孩子龟尾，揉
100~300次。

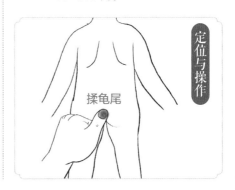

孩子感冒发热，不宜总用苦寒药

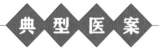

门诊时，笔者曾遇到一个反复感冒咳嗽的孩子。问诊得知，之前每次感冒发热，父母都给这个孩子服用清热解毒类感冒药，效果还不错，但好了之后，病情又会复发，反反复复。后来孩子的感冒频率降低了，发育却开始落后于同龄人，这让父母很是无奈。

👃感冒类型很多，父母要会辨证

总体来说，这对父母给孩子治疗的思路是值得表扬的，但误区在于，孩子体质偏虚寒，父母没有辨别清楚，无论是风寒感冒还是风热感冒，都用了苦寒药。殊不知，苦寒药只是短暂压制孩子体内的阳气，却容易伤到孩子。

孩子在感冒初期，风寒侵入孩子身体，身体需要短暂提升体温来驱散风寒。此时可用热性药帮助身体驱散风寒，而不能过多使用寒凉药。寒凉药用多了，会导致孩子身体里的热量散不出来，体温难降。

👃防风泡脚，治各类感冒

如果父母分不清孩子得的是哪种类型的感冒，那么这里推荐一款感冒常用方——防风生姜泡脚方。这个方子适合孩子在感冒初期使用。

防风治感冒不分型,和生姜一起煮水用来泡脚,效果更好。不论是风寒感冒、风热感冒,还是风湿感冒,各种类型感冒多多少少都和风邪相关,防风的作用就是防范和祛除多种风邪、病菌。

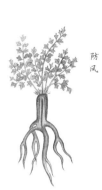

防风

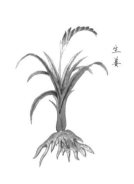

生姜

原料: 防风30克,生姜10克。

方法: 防风和生姜加适量清水一起煎煮15~20分钟,自然冷却至
38~40℃后给孩子泡脚,每次泡10分钟左右,一天2次。

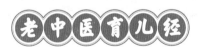

泡脚时千万不能空腹,最好让孩子在泡脚前喝点热粥。同时要注意泡脚时长和水温,不能让孩子泡得大汗淋漓,那样会耗伤津液,难以祛除疾病。孩子泡脚的时长一般为10分钟,父母不妨给孩子准备一个专用泡脚盆,这样更卫生、安全。

孩子高热不退，父母要警惕

中西医对肺炎的不同认识

肺炎是西医的概念。确诊肺炎一般需要经过各种检查，如查血常规、肺部听诊、拍胸片等。只有确定血常规相关指标异常、肺部有湿啰音以及胸片显示肺部有感染灶才能确诊为肺炎。仅凭一项检查，很有可能造成判断不准确的情况。

中医认为，小儿肺炎是身体内在因素和外界诱发因素共同作用导致的疾病。内因是孩子脏腑发育未成熟、功能薄弱，外因是孩子感受外来病邪。内在抵抗能力不足，外来病邪十分强大，于是孩子很容易得肺炎。

肺炎需要准确判断

孩子咳嗽、高热，吃药后没有好转迹象，高热反复或不退，咳嗽加重，精神差等，孩子就有可能是得肺炎了。

然而，不少父母一看到孩子咳嗽、发热，就担心孩子得了肺炎，然后将抗生素、退热药、止咳药等一股脑儿地给孩子喂下去，结果用药过度，伤害了孩子的身体，孩子没有得肺炎，却折腾出了其他病。

有的父母则是刚开始没有注意孩子的病情，等孩子症状表现很严重了才带孩子去医院，结果一检查，孩子得了重度肺炎。

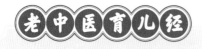

老中医育儿经

需要注意的是，2个月以内的孩子，肺炎早期的一些症状并不典型，如咳嗽、精神萎靡、食欲不振、口吐白沫等，这时候父母应留心观察，如出现疑似症状，要尽快送孩子就医。

因此，父母对于孩子肺炎的正确判断十分重要。孩子出现以下六个症状，就要考虑得肺炎的可能了。

❶ 咳嗽，有痰排不出，咳喘。   ❷ 呼吸急促、费力。

❸ 鼻翼扇动（张开）。   ❹ 胸痛，尤其是咳嗽或深呼吸的时候。

❺ 喘鸣，呼吸时有口哨音。   ❻ 嘴唇和甲床青紫。

🫗 给孩子吃清淡的粥

如果孩子已经确诊患肺炎，父母也不要着急害怕。积极配合医生，在日常生活中正确养护，孩子就能更快痊愈。

由于孩子脾胃功能下降，而身体需要抵御外邪，没有太多精力去消化高营养的食物，所以此时饮食一定要清淡，并易于消化，大孩子可以补充一些糖盐水，小宝宝可以吃一些米汤。父母可以熬上一些食材简单、煮制容易、有护脾养肺作用的粥，比如山药粳米粥。

中医小讲堂

肺肠同治效果好

《黄帝内经》里说，肺与大肠相表里。肺合大肠。大肠者，传导之腑。肺主气，司呼吸，肺气的宣发肃降有助于大肠传导功能的发挥；大肠传导功能正常，有助于肺的宣发肃降。肺气若壅塞不降，则影响大肠传化之功，浊气填塞中焦，会导致大便干结或不爽、腹胀、食欲缺乏等。所以肺气出现问题，应肺肠同治，上宣下通，大便通畅有利于体内代谢废物的及时排泄，可减轻肠道负担，促进身体康复。

小儿推拿，外调缩短肺炎病程

运用小儿推拿的方法也能起到很好的调理作用，减轻肺炎对孩子的伤害。不过，推拿按摩仅对轻症有效，重症肺炎一定要去医院治疗。小儿肺炎的一大病因是寒痰沉积，痰液淤滞在孩子肺部，因此帮助孩子排痰能加快肺炎康复。在孩子状态允许的情况下，父母可以轻轻拍打孩子的背部，这样有助于孩子咳出痰液。

扫一扫 看视频

按揉大椎、肺俞、天突、膻中、丰隆 止咳化痰

定位： 大椎在第7颈椎棘突下凹陷中；肺俞在第3胸椎棘突下（第3胸椎与第4胸椎间），后正中线旁开1.5寸处，左右各1穴；天突属任脉，在胸骨上窝中央；膻中在两乳头连线中点凹陷处；丰隆在外踝尖上8寸，胫骨前缘外侧1.5寸，胫腓骨之间，左右各1穴。

操作： 用拇指指腹按揉每个穴位1分钟。

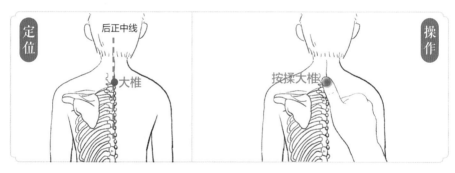

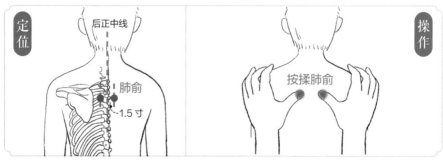

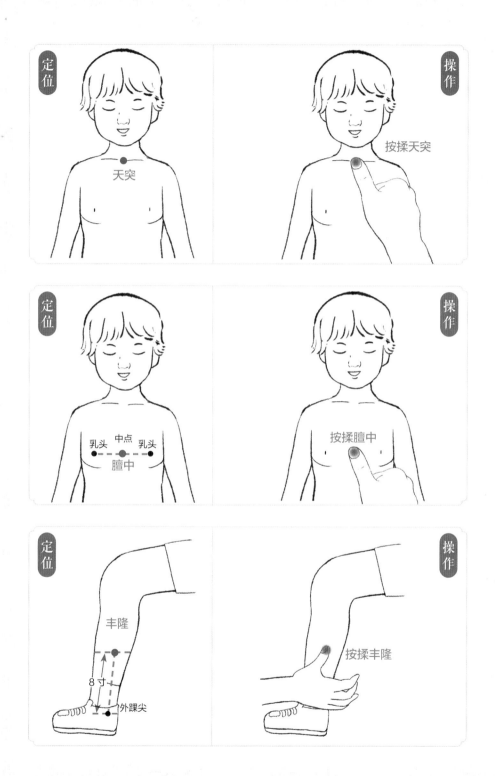

定位　　　　操作

天突

按揉天突

定位　　　　操作

乳头　中点　乳头
膻中

按揉膻中

定位　　　　操作

丰隆

8寸

外踝尖

按揉丰隆

清天河水 宣肺退热

定位： 在前臂内侧正中，自腕横纹至肘横纹成一直线，即小臂内侧，从手腕到小臂弯。

操作： 用清水作介质，食指和中指并拢，从孩子手腕中心推向小臂弯中心，称清天河水。1岁以下孩子推100次，1~3岁孩子推300~500次，3岁以上孩子推500~800次。

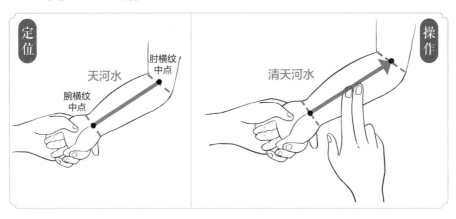

清肺经 泄热解表，止咳化痰

定位： 无名指掌面末节。

操作： 用拇指自孩子无名指掌面末节横纹起推至指尖，称清肺经，推100~500次。反之为补。

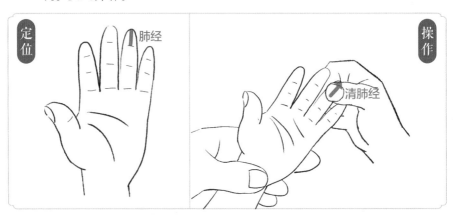

拍背排痰法

定位：从肩胛骨下角开始，沿着脊椎，从下往上，一直到大椎高度。

准备：孩子侧卧位或坐位。因为孩子皮肤和身体比较娇嫩，所以拍打前可用毛巾或薄毯覆盖孩子背部，这样既可以保护皮肤，又能缓冲较重的拍打力度。

操作：五指并拢拱成杯状，从孩子肩胛骨下角从下往上拍，一直拍到大椎高度，拍完脊椎一侧后再拍另一侧，力度稍大。早晚各拍1次，每次拍打5~10分钟。

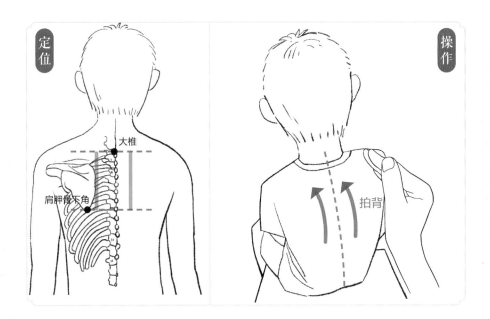

白色食物，养肺润肺最相宜

　　根据中医五行理论，五行中的木、火、土、金、水，分别与五脏中的肝、心、脾、肺、肾和五色中的青、赤、黄、白、黑相对应。也就是说，肺脏与白色都属金，肺与白色相对应，故吃白色食物可达到养肺效果。

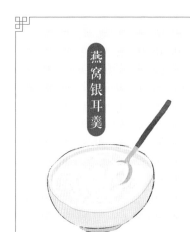

燕窝银耳羹

原料：燕窝6克，干银耳9克，冰糖20克。

做法：①燕窝、干银耳温水泡发，去杂质，放入碗中，加入冰糖和适量清水。
　　　②大火蒸10~15分钟。

用法：每天早晚各吃1次，连食10~15天。

功效：养阴补肺。

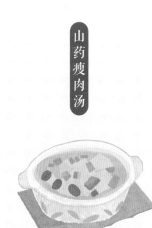

山药瘦肉汤

原料：山药200克，瘦肉100克，红枣3颗，生粉、盐各适量。

做法：①山药洗净，去皮切成滚刀块；瘦肉切片，加少许生粉拌匀备用。
　　　②锅中加适量清水，放入山药块和红枣煮10分钟，加入瘦肉片，小火煮3分钟，出锅时加盐调味。

用法：每周食用1次或2次。

功效：瘦肉可以补充蛋白质，提高免疫力；山药可补肺气。

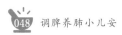

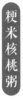
粳米核桃粥

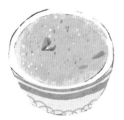

原料： 粳米50克，核桃仁10克，白糖适量。

做法： ①粳米洗净；核桃仁洗净，拍碎。

②粳米与核桃碎一同放入锅中，加适量白糖和清水，大火煮沸，转小火熬煮至熟。

用法： 将粥自然放至温热，每天吃1次。

功效： 秋冬季节，气候干燥，孩子总会感觉嗓子痒痒的、干干的，想咳嗽，也容易大便干燥。这款粳米核桃粥可以润肺止咳，缓解秋燥。

注意： 如果孩子觉得核桃碎颗粒粗，口感不好，父母可以把核桃仁打成粉，放入粥中一起煮，这样口感细腻，更适合年龄小的孩子。

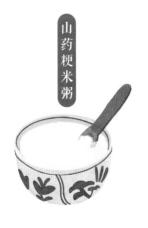
山药粳米粥

原料： 粳米、铁棍山药各100克。

做法： ①粳米用适量清水浸泡备用；铁棍山药洗净，去皮切片，焯水至熟。

②锅中加适量清水，放入粳米和铁棍山药片，小火煮熟透。

用法： 米粥自然放至温热，一天吃1次。1次不必食用太多，防止引起积食。

功效： 铁棍山药可补脾养胃、生津益肺。

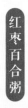

红枣百合粥

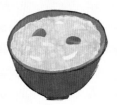

原料: 干百合、粳米各30克,红枣2颗,白糖适量。

做法: ①干百合洗净,放入清水中浸泡半个小时备用;粳米放入清水中浸泡10分钟备用;红枣洗净。

②百合、粳米放入锅中,加入红枣和适量清水,煮成粥后加白糖调味。

用法: 每周食用1次或2次。

功效: 百合清热安神,治虚火;红枣性温,补脾气,安心神。

冰糖雪梨汤

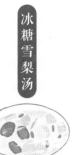

原料: 雪梨1个,枸杞、红枣、冰糖各适量。

做法: ①雪梨洗净,去皮切块;枸杞和红枣洗净,红枣去核。

②锅中加适量清水,放入雪梨块、冰糖、枸杞和红枣,小火煮20分钟。

用法: 每周食用1~3次。

功效: 生津养胃,清热化痰,止咳。

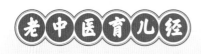

老中医育儿经

　　除了山药、银耳、燕窝、雪梨和百合外,蜂蜜、杏仁、燕麦、白萝卜、莲子等也有养肺的功效。搭配在一起给孩子食用,养肺效果更好。但要注意,食用白色食物方法要恰当。白色食物性偏寒凉,生吃容易伤脾胃,对于脾胃虚寒(表现为腹胀、腹泻、喜食热、怕冷等)的孩子来说,煮熟后食用可减轻寒凉之性,食用后既养肺又不伤脾胃。

叁

应对过敏性鼻炎，中医有妙招

孩子得过敏性鼻炎，鼻塞、流涕、打喷嚏，苦不堪言。中医认为，肺气不足是鼻炎频发的主因。本章将深入探讨过敏性鼻炎的三大常见认知误区，帮助父母走出误区。按摩鼻梁通鼻窍，中药熏蒸温肺阳，药枕助眠疏肺气……父母照着做，可全方位助力孩子疏通肺气，告别鼻炎困扰，重拾畅快呼吸。

肺气不足，鼻炎容易找上门

🎐 肺气不足、体质虚寒的孩子容易得鼻炎

孩子为什么容易得过敏性鼻炎呢？从中医角度分析，肺气不足是一个重要的原因。小儿脏腑娇嫩，肺常不足，卫外能力弱，容易罹患感冒、鼻炎等肺系疾病。临床上，患有过敏性鼻炎的孩子大多数都是虚寒体质。随着年龄的增长，孩子身体发育逐渐成熟，脏腑生理功能不断完善，肺气日渐充盛，至成人后阴气平顺，阳气固守，方才脱离虚寒体质，过敏性鼻炎的症状因此逐渐消失。

🎐 鼻炎总在冬春和早上发作

一年之中，鼻炎多在冬春两季发作；一日之际，鼻炎多在清晨发作。这与"卫阳不振""感受寒邪"有关。清晨起来，人体阳气还没有完全振奋，不能发挥"卫阳"的作用，寒气容易从鼻腔和皮毛进入，侵袭肺卫，引发鼻炎，出现鼻塞、鼻痒、打喷嚏、流清涕等症状。正如《诸病源候论·卷二十九·鼻涕候》所述："肺气通于鼻，其脏有冷，冷随气入乘于鼻，故使津涕不能自收。"

🎐 干冷季节积极预防

孩子鼻炎频发的内因是自身肺气不足，外因多和干冷空气的刺激有关。那如何在干冷季节预防过敏性鼻炎呢？

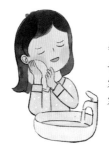

气温略微下降时，鼓励孩子用冷水洗脸，逐步适应寒冷的刺激，这是一种对寒冷的"脱敏治疗"。

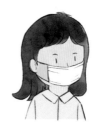

孩子在外出时佩戴口罩，既有助于抵御冷空气的刺激，又能有效防范呼吸道感染。

父母要警惕过敏性鼻炎三大误区

◎ 误区一：以为孩子得了普通感冒

很多父母对过敏性鼻炎不够了解，当孩子不停地打喷嚏、流鼻涕时，就以为是普通感冒，便只给孩子吃感冒药来缓解症状。有些孩子的症状超过1周都不见缓解，父母还继续当作感冒来治疗，导致孩子病情加重。分辨过敏性鼻炎要认准以下3点。

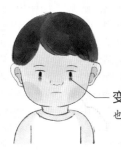
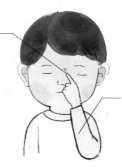

变应性皱褶
孩子经常揉鼻子形成的横行褶皱。

变应性暗影
也就是孩子有黑眼圈。

变应性敬礼
为了缓解鼻炎而用手掌或手指向上揉推鼻子。

◎ 误区二：认为鼻炎可以不治

不重视过敏性鼻炎，放任不管就会引发诸多并发症，比如哮喘、咽炎、鼻窦炎、腺样体肥大等。孩子正处于生长发育阶段，如果患上鼻炎，很容易影响睡眠，导致专注力下降、食欲减退等问题。

◎ 误区三：过敏原一查到底

很多父母认为过敏性鼻炎一定要查出过敏原。但在临床中，很多患有鼻炎的孩子是查不出过敏原的，或者查出的过敏原也不是一成不变的。这种情况下，查过敏原对鼻炎的治疗起不到指导作用。

简单按摩，让鼻子通畅

父母可以通过简单的鼻部按摩来帮助孩子缓解鼻炎症状，下面是几个常用的按摩手法。

扫一扫 看视频

黄蜂入洞 发汗，通鼻窍，祛风寒，主治外感风寒、发热无汗、急慢性鼻炎、鼻塞流涕、呼吸不畅等

定位：鼻孔。

操作：左手轻扶孩子头部，右手食指和中指指腹轻揉孩子鼻孔，每次2分钟。

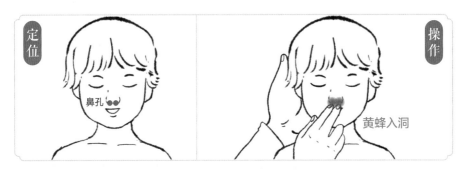

定位　鼻孔

操作　黄蜂入洞

揉迎香 散风清热，通利鼻窍，主治鼻塞、流涕、急慢性鼻炎等

定位：在鼻翼旁0.5寸，鼻唇沟中。

操作：用食指和中指指腹揉此穴，每次2分钟。

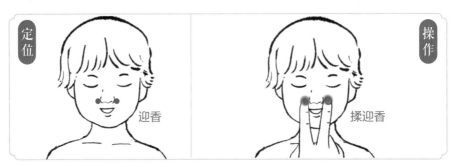

定位　迎香

操作　揉迎香

揉一窝风 发散风寒，宣通表里，适用于鼻炎流清鼻涕或者体质偏寒者

定位： 在手背，腕横纹的正中央之凹陷处。

操作： 家长用拇指指端按揉，每次3~5分钟。

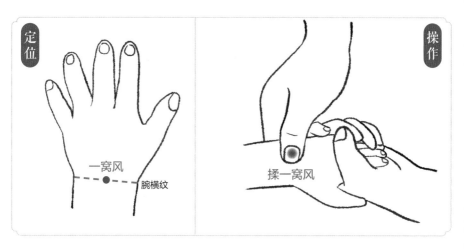

搓鼻 缓解鼻塞

定位： 鼻梁两侧，自鼻根至迎香。

操作： 双手大鱼际搓热，贴于孩子鼻梁两侧，自鼻根至迎香轻轻摩擦至局部觉热，再用双手食指（或单手食指和中指）指腹自上而下搓鼻子，每次2分钟。

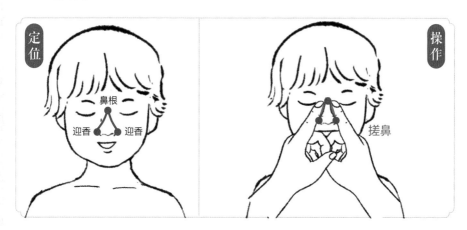

中药熏鼻和药枕，疏通肺气治鼻炎

苍耳子熏蒸疗效快

鼻炎，简单来说，就是肺气"堵了"，因此治肺是根本。从古至今，中医有很多"通肺气"的方法，其中最有名的方子是苍耳子散，出自南宋医学大家严用和所著的《严氏济生方》。苍耳子散含有苍耳子、辛夷、白芷、薄荷四味药材。苍耳子、辛夷、白芷均有辛温通窍的作用，薄荷有辛凉开窍的作用。

中药熏蒸法是借助热力和药物的作用，对患处或全身发起治疗。此法不仅穿透力强、作用直接，且疗效快。中药熏蒸所产生的蒸气，通过呼吸，经鼻黏膜吸收直达病灶，可改善鼻腔血液循环，减轻炎症，缓解孩子鼻塞、流涕等症状。

在苍耳子散的基础上，父母可以根据孩子的不同症状增减药物。常用药物还有鹅不食草、细辛、紫苏叶、麻黄、川芎、冰片等。

如果父母担心熏鼻子时孩子很难控制，可以用棉签蘸药汁涂抹在孩子鼻腔内（量不要大，防止呛着孩子），或者用毛巾蘸取药汁热敷孩子的鼻子，都能缓解鼻塞、流涕。

药枕作用时间长

孩子口服中药汤剂比较困难，因此可以选用中药熏蒸或中药枕治疗鼻炎。孩子的睡眠时间一般在9小时以上，充分利用中药枕，对防治鼻炎很有帮助。

苍耳子散熏蒸法

原料： 苍耳子、辛夷、白芷、薄荷各5克。

做法： 所有材料放入锅中，加入1000毫升清水，煮沸后，再煮3分钟，将适量药液倒入保温杯里。

用法： 让孩子将鼻子靠在距离保温杯口10厘米左右的位置，用鼻子吸入蒸气，再从口中呼出一口气，起到循环的作用。如果药液凉了，可以倒入热的药液调温。1次宜熏蒸10~15分钟。

苍耳子

中药枕做法

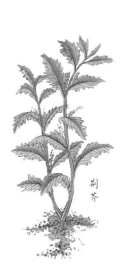

荆芥

原料： 荆芥、防风、白芷、苍耳子、辛夷、鹅不食草、徐长卿、桂枝、细辛、薄荷、紫苏叶、陈皮、蝉蜕、白檀香等各适量。

做法： 将上述药物研细末，装入布袋内，中间用线纵横缝纫，使药末平整均匀，铺上枕巾当睡枕用，在睡眠过程中可起到祛风通窍的作用。

用法： 每半年换1次药。

🫗 好吃的乌梅抗敏粥

这里推荐一款乌梅抗敏粥,孩子早上食用,可以有效预防和治疗过敏性鼻炎。

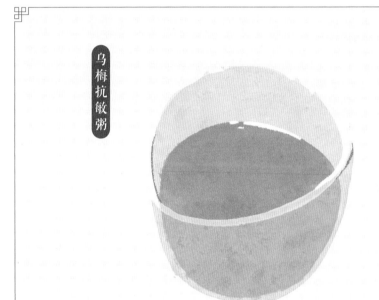

乌梅抗敏粥

原料: 乌梅2个,陈皮1克,山药10克,黄芪、白术各6克,粳米50克,去核红枣2颗,生姜1片。

做法: ①除粳米、生姜外的所有原料用清水浸泡30分钟。

②锅中加适量清水和泡好的原料,大火煮沸后改小火煮30分钟,滤渣留汁。

③粳米放入药汁中,加入生姜片,煮至米烂。

用法: 晨起服用,分次服用。

功效: 补益肺脾,敛肺,抗过敏。

肆

肺脾同治，
孩子不受哮喘折磨

　　哮喘之苦，孩子难承。脾肺同治是远离哮喘折磨的关键，而预防哮喘远比治疗更重要。本章将揭示哮喘孩子的饮食禁忌，提供4款平喘食疗方与6个推拿手法，温肺补脾滋肾，全面调理孩子体质。同时，还将介绍三九贴、三伏贴等传统疗法，以小方法实现大功效，助力孩子远离哮喘困扰。

哮喘并不会随着年龄增长而自愈

🍐 成年人的哮喘往往起病于儿童时期

哮喘是一种慢性炎症性气道疾病,以反复发作的咳嗽、气喘、胸闷为主要表现。有些孩子出生不久就出现了咳嗽、气喘等症状。这些症状反复发作,时间久了就发展成为儿童哮喘。随着孩子年龄的增长,粉尘、尘螨等过敏原诱发的哮喘也在增多。因此,儿童哮喘的发病率是高于成年人的。

经过规范的治疗,加上感染减少和肺部发育等因素,60%的哮喘儿童在青春期时症状可以消失,其中多数是没有哮喘家族史且平时哮喘控制得较好的儿童。但如果长期控制不良,反复发作,儿童哮喘很有可能延续到成年。因此,不能认为它是儿童疾病,它是不会随着年龄的增长而自愈的。

🍐 症状消失并不代表哮喘不存在

如果哮喘没有得到正确诊断与正规治疗,则会影响孩子肺部发育,损伤肺功能,给孩子的未来造成很大损害。

临床症状消失并不代表孩子的哮喘已经好了,因为肺部气道炎症的消退往往晚于临床症状消失几周甚至几个月,炎症犹如隐藏在海面以下的冰山,虽然看不到,但危害不小。所以,孩子发生哮喘一定要积极尽早治疗,并坚持长期、持续、规范治疗,预防反复发作,避免对孩子的气道产生不可逆性损害。

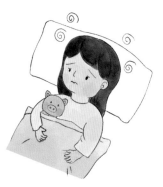

孩子病恹恹地躺在床上,精神不振,呼吸速度很快,同时还一直咳嗽,父母不要直接当作感冒处理,而要判断是不是哮喘的征兆。

🎍 父母要学会区分哮喘和感冒

父母一般不容易分清孩子是感冒还是哮喘，不知道是用感冒药还是用哮喘药治疗，容易延误孩子的病情。感冒与哮喘急性发作初期的症状是有很多不同的，抓住这些细微的不同点，可以帮助父母做出正确的判断。

哮喘和感冒症状对比

病症	感冒	哮喘
初期表现	常有受寒、吹风或接触感冒病人的病史，症状多样，可能以打喷嚏、鼻塞、流涕、咳嗽起病，也可能以咽痛、声哑起病，还可能以发热、头痛、乏力、身痛起病	发作初期表现为打喷嚏、鼻塞、流涕、咳嗽
典型症状	儿童感冒病情发展快，容易咳嗽加剧，咳吐黄痰，或出现发热，或发热持续，但一般不会出现喘息	喷嚏频作，难以停下，鼻痒重，刺激性痉挛样咳嗽，咳声短促，咳痰不爽，会有不同程度的胸闷或气喘，孩子往往有湿疹、过敏性皮炎、过敏性结膜炎、过敏性鼻炎、喘息等病史

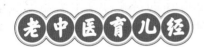

老中医育儿经

对有哮喘病史的孩子来说，感冒常常是哮喘急性发作的诱因。所以，有哮喘病史的孩子需要更加积极地预防感冒，父母要关注孩子的日常生活，饮食均衡，适当运动，提高孩子的免疫力，避免孩子感冒。尽量少去人多的公共场所，减少交叉感染的机会。如果家中有人发生呼吸道感染，要尽早与孩子隔离，避免把病菌传染给孩子。

脾肺肾不足，是孩子哮喘的根源

伏痰阻肺，上逆引发哮喘

从中医角度来看，哮喘是内因和外因共同作用的结果。孩子脾、肺、肾比较弱，日常有痰湿潜伏在体内，当气候转变的时候，孩子感受外邪，或者饮食失调，过食生冷、咸酸的食物，或受到某些物质，如灰尘、花粉、鱼虾等刺激后，就会触动伏痰，以致痰阻气道，肺失清肃，肺气上逆而发为哮喘。

急时治标，缓时治本

治疗孩子哮喘，以"急时治标，缓时治本"为大方向。孩子有哮喘，有些是先天因素导致，有些是后天因素导致，但不论是什么原因，孩子日常都面临着脾、肺、肾较弱的问题。所以，对于反复哮喘的孩子而言，治本非常关键。孩子哮喘不发作，不代表问题就不存在，此时父母要注重解决哮喘的根源问题，增强孩子的脾、肺、肾功能。

七情对哮喘影响很大

因为七情伤身，所以护理有哮喘的孩子，除饮食调理之外，还需要关注孩子的情绪问题。让孩子在爱的氛围中成长，可以让孩子的脾、肺、肾功能越来越强大，哮喘也会有所改善。

预防比治疗更重要

⚕ 冬春季节做好防范

冬季天气寒冷，孩子的气道敏感性增高。春季昼夜温差变化大，寒热交替不定，人体抵御外邪能力减弱；而且，春季鲜花盛开，花粉随风飘散，以小微粒的形态悬浮于空气中，具有过敏体质的孩子吸入花粉微粒，便会出现打喷嚏、流鼻涕、鼻痒、咳嗽，甚至胸闷、气喘等症状，诱发哮喘急性发作。如果孩子对花粉过敏，那么春季外出的时候一定要做好防护，戴好口罩，穿好长衣长裤。父母尽量不要让孩子去花草多的地方，雾霾天减少外出。

⚕ 过敏性鼻炎和哮喘互相影响

很多患哮喘的孩子同时还患有过敏性鼻炎，过敏性鼻炎和哮喘就像是一对"难兄难弟"，常常先后出现，互相影响。对于哮喘合并过敏性鼻炎的孩子，治疗哮喘的同时也要重视过敏性鼻炎的治疗，否则很难控制哮喘发作。

⚕ 注意监测哮喘发生的前兆

如果孩子突然出现连续打喷嚏、不断咳嗽、烦躁、精神不振、呼吸加快等症状，父母要及时给孩子使用平喘药物。如果孩子用了平喘药物之后，症状不缓解或加重，就要及时带孩子去看医生，以确认病情。

哮喘有痰，要脾肺同治

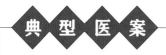
有一个7岁男孩，哮喘反复发作3年，平常只要感冒咳嗽、激烈运动、吃鱼虾、闻橡胶轮胎味等，就会出现气喘，很难平躺睡觉；严重时，喷布地奈德和特布他林气雾药才能缓解。

问诊时，他舌红苔白腻，脉沉迟，没有气喘的现象，偶尔有几声咳嗽，有痰，气短乏力。孩子活动后易出汗，食欲不振，睡觉磨牙，但大小便比较正常。这个孩子的哮喘病史长达3年，目前处于缓解期，属于肺脾气虚。

脾不足则易生痰

临床上，遇到孩子哮喘痰多，数月未愈的情况，选择肺脾两脏同治，一般一两个星期内就能见到效果。《证治汇补·痰证》曰："脾为生痰之源，肺为贮痰之器。"意思是痰生于脾而贮于肺。因此，要使用止咳化痰、健脾补肺的治法。

足浴泡脚发汗解表

在原本治疗的基础上，可配合使用三叶足浴止咳法，即用艾叶、枇杷叶、紫苏叶煮水，每天泡脚。中药足浴有疏通周身腠理、发汗祛寒解表的作用，使用起来也方便。

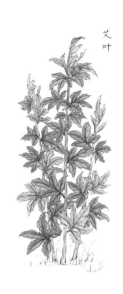

三叶足浴止咳法

艾叶

原料： 艾叶15克，紫苏叶、枇杷叶各10克。

做法： 三味中药放入锅中，加适量清水煮10分钟，捞出叶片，自然放凉至38℃。泡脚时，水要没过孩子脚踝，每次泡10~15分钟。每天泡1次，3~5天为1个疗程。

功效： 可缓解孩子夜间咳嗽，有利于孩子睡眠。

注意： 熬药时可用不锈钢锅或砂锅，不要用铝锅、铜锅或铁锅，以免与中药材发生化学反应，降低药效。

病例中的孩子在西药治疗的基础上，结合每周用中药泡脚2次或3次，每次15分钟左右，1个月之后，症状基本得到控制。偶尔咳嗽几声，痰少，没有气喘，可以参加一般的体育活动，但剧烈活动时仍易出汗。孩子食欲比之前好多了，睡觉依旧磨牙。

继续泡脚2个月，孩子身体好多了，早晨起来偶尔咳嗽一两声，痰明显减少，无气喘，精神状态好，可以正常参加体育活动，活动时仍易出汗。孩子食欲有所改善，睡觉很少磨牙。

继续调理并随诊大半年后，这个孩子虽时有不小心感冒的情况，但哮喘没有再发作，运动的时间和强度也能够适当增加。

综上所述，在哮喘缓解期，孩子也需要调理和治疗。在孩子哮喘发病时，要先治标；在哮喘缓解期，要调其本，也就是要调理肺和脾。

脾肺同治，哮喘才能好得彻底

痰是因脾气虚不能运化而生，停聚于肺而发为咳嗽气喘。治疗孩子哮喘，不论新病或久病，肺脾同治的思路必须贯穿其中。因为孩子的生理特点是"五脏六腑成而未全，全而未壮"，病理特点是"脾常不足"。孩子脾胃不好就容易生痰，咳嗽迁延不愈。因此，父母一定要重视孩子哮喘是否反复发作。如果是，则应肺脾同调以扶其正气，这样孩子哮喘才好得快，好得彻底。

哮喘孩子的饮食禁忌

避免食用诱发过敏的食物

哮喘孩子属于特应性体质，肺脾肾功能较弱，饮食当中需要注意有无诱发过敏的食物。导致每个孩子过敏的食物会有不同，比如，有的孩子喝牛奶会得荨麻疹，有的孩子吃杧果会口唇肿胀，有的孩子吃虾会气喘……这些都属于食物诱发的过敏反应，如若发生，说明孩子需要避免食用相应食物。

🫗 避免食用寒凉食物

患有哮喘的孩子，平常需要避免摄入寒凉食物，如雪糕、冰激凌、酸奶、冰镇饮料、冰水等，这些食物容易伤及人体阳气，加重哮喘。

🫗 避免食用辛辣刺激性食物

患有哮喘的孩子要避免摄入辛辣刺激性食物，如辣条、麻辣火锅、咖喱等，这些食物容易损伤脾胃，生痰致喘。

🫗 不要滥用补品

父母不要给孩子滥用补品，如羊肉、鸽子汤、牛初乳等，这些补品容易导致孩子湿热内生，积食上火。

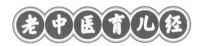

孩子日常饮食，要注重荤素合理搭配，养成饮食规律、不挑食的好习惯。哮喘急性发作期间，孩子还需要减少饮食量，以"七分饱"为宜，减少高蛋白、高脂肪类食物的摄入量，直到哮喘平息，再恢复正常饮食。

4款平喘食疗方,温肺补脾滋肾调体质

哮喘孩子肺脾肾不足,体质虚弱,可以使用一些温肺、补脾、滋肾的食疗方,比如粥、汤、饮、羹、糕等,调理体质,防治哮喘,父母可以在中医理论的指导下,根据孩子的体质实际加以选用。

莲子糕

原料: 莲子、茯苓、糯米各200克,白糖适量。

做法: ①糯米洗净;莲子去心,和糯米一起炒香;茯苓去皮,和糯米、莲子一起研细末。

②食材细末中加入白糖,搅拌均匀,加适量清水,搅拌成泥状。

③食材泥上锅蒸熟,冷却后压平切块。

用法: 作点心食用,吃时加热。

功效: 健脾益气。

适用人群: 哮喘缓解期脾气虚者,症见倦怠乏力、纳少便溏、夜寐不宁者。

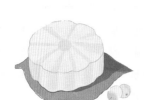

萝卜竹沥粥

原料: 白萝卜80克,竹沥20克,粳米50克,盐适量。

做法: ①粳米洗净,放入锅中,加适量清水,小火煮成粥。

②白萝卜洗净,去皮切成碎末,放入粥中煮熟。

③粥中加入竹沥及适量盐,搅匀后稍煮片刻。

用法: 早晚各1次,温服,每次一小碗。

功效: 清热、化痰、止咳。

适用人群: 哮喘发作期属热性哮喘,症见咳喘痰黄、胸闷气短、身热面赤、舌红苔黄者。

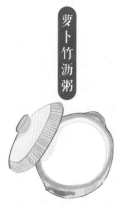

原料: 紫苏子10克,粳米80克,姜末、葱末、豆豉各适量。

做法: ①紫苏子用水煎煮,去渣取汁;粳米洗净。

②紫苏子汁中加入粳米,小火煮成粥。

③粥将熟时,加入姜末、葱末、豆豉,搅匀后稍煮片刻。

用法: 早晚各1次,温服,每次一小碗。

功效: 降气温肺,化痰平喘。

适用人群: 哮喘发作期因感风寒而诱发的寒性哮喘,症见咳喘痰多、咳痰清稀色白、肢冷形寒、舌苔白腻者。

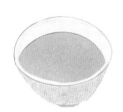

原料: 山药500克,粳米300克,蜂蜜、白糖各20克,生粉30克,熟猪油10克。

做法: ①蜂蜜、白糖、熟猪油、生粉和匀加热,熬成糖蜜汁备用。

②粳米洗净,烘干研为细末。山药洗净,放入锅中蒸熟,去皮,放入碗中捣烂备用。

③山药泥与粳米粉和匀,揉成面团后做成小饼,上锅蒸20~30分钟后取出,趁热浇上一层糖蜜汁。

用法: 作点心食用,吃时加热。

功效: 健脾、滋肾、补肺。

适用人群: 哮喘缓解期肺脾肾亏虚者,症见多汗乏力、纳少便溏、动则气短、夜尿增多者。

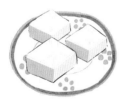

6个推拿手法，补肺健脾治哮喘

推拿按摩孩子头面部、上下肢及胸腹部的穴位，有补肺、健脾、益肾的作用，对治疗孩子哮喘和预防哮喘发作有一定帮助。下面介绍常用的穴位和手法。

扫一扫 看视频

按揉膻中 宽胸理气

定位： 在两乳头连线中点凹陷处。

操作： 用拇指或食指指腹按揉膻中20~30次。

适用人群： 哮喘急性发作期胸闷、气喘、气短、咳嗽者。

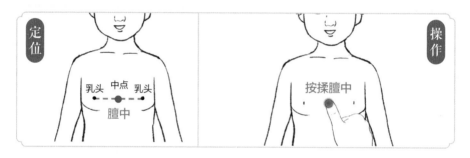

揉迎香 通利鼻窍

定位： 在鼻翼旁0.5寸，鼻唇沟中。

操作： 用食指和中指指腹揉此穴，揉20~30次。

适用人群： 哮喘急性发作期鼻塞、流涕、打喷嚏者。

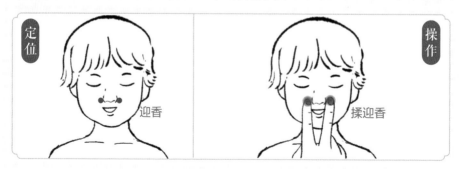

补肺经 补肺气

定位: 在无名指掌面末节。

操作: 用拇指由孩子无名指指尖推至掌面末节横纹,推100~500次。

适用人群: 哮喘缓解期,活动后气喘、乏力、多汗、易感者。

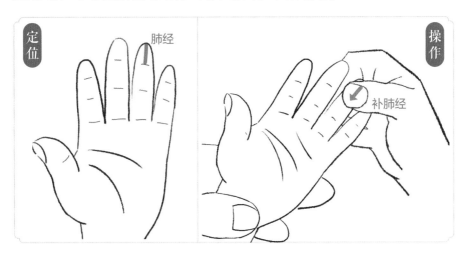

补脾经 健运脾胃

定位: 在拇指桡侧自指尖至指根处。

操作: 用拇指自孩子拇指指尖推至指根,称补脾经,推100~500次,反之为清。

适用人群: 哮喘缓解期,食欲不佳、乏力、便溏者。

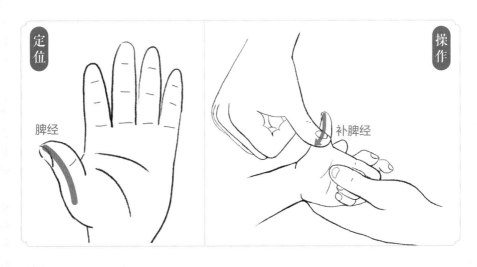

拿肩井 理气活血

定位： 在大椎与肩峰端连线的中点上，左右各一穴。

操作： 用拇指与食、中二指，或与其余四指缓缓地对称用力，将孩子肩井位置捏而提起100次。

适用人群： 哮喘发作期或缓解期，胸闷、气短、咳痰不爽、鼻塞、黑眼圈、面色舌质暗等气血运行不畅者。

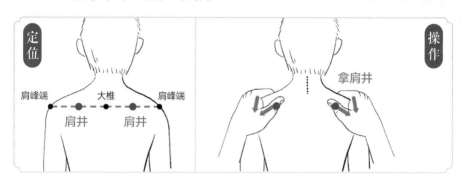

运八卦 顺运宽胸理气，止咳化痰；逆运健脾和胃，消食导滞

定位： 以掌心为圆心，以圆心至中指根横纹2/3处为半径画圆，八卦即在此圆上。

操作： 用左手拇指按住孩子中指指根处，让孩子掌心向上，用右手拇指指尖作顺时针环形推动。顺时针推称顺运八卦，逆时针推称逆运八卦，各推50~100次。

适用人群： 顺运八卦适用于哮喘发作期，胸闷、气喘、咳嗽、痰多者；逆运八卦适用于哮喘发作期或缓解期，食欲不佳、腹胀、口臭、便秘者。

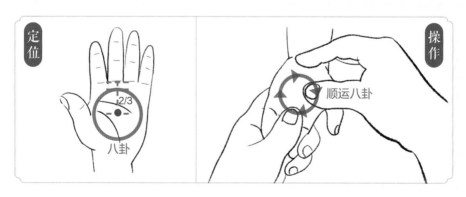

三九贴、三伏贴，小方法大功效

敷贴疗法更适合孩子。对有哮喘的孩子来说，哮喘发作的时候要治，在一些关键节点也要提前预防，把哮喘"扼杀"在萌芽之中，达到"治未病"的效果。

治疗孩子哮喘有多种中医疗法可供选择，但综合考虑孩子体质和药物耐受等因素，推荐"三九贴"和"三伏贴"的敷贴疗法。这种疗法可以调节脏腑功能，改善机体免疫力，既可用于哮喘急性发作期的孩子，也可用于哮喘慢性缓解期的孩子，父母可以根据孩子自身情况合理选用。

三九贴与三伏贴的异同

疗法	通用药物	使用方法	适用季节	功效
三九贴	炒白芥子、玄胡、甘遂、细辛、五味子等	将药物研成细末，加生姜汁调成糊状，分别摊在油纸或塑料布上，贴敷于孩子背部双侧肺俞、心俞、膈俞等穴位	冬季三九天	鼓舞阳气，补益脏腑，止咳平喘
三伏贴			夏季三伏天	鼓舞正气，扶正培本，预防冬季哮喘发作

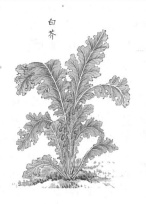

白芥

三九贴中的白芥子是十字花科植物白芥的种子，具有温肺豁痰利气、散结通络止痛的作用，常用于治疗咳喘痰多、湿痰流注等。

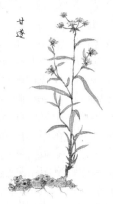

甘遂

三伏贴中的甘遂具有温肺化痰、利气消肿的作用，可以促进体内寒气排出，改善哮喘、慢性鼻炎等寒性疾病引起的不适症状。

敷贴的具体穴位

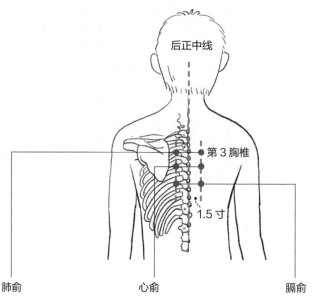

后正中线

第 3 胸椎

1.5 寸

肺俞

位于人体背部，在第 3 胸椎棘突下（第 3 胸椎与第 4 胸椎间），后正中线旁开 1.5 寸处，左右各 1 穴。

心俞

位于人体背部，在第 5 胸椎棘突下，后正中线旁开 1.5 寸处，左右各 1 穴。

膈俞

位于人体背部，在第 7 胸椎棘突下，后正中线旁开 1.5 寸处，左右各 1 穴。

敷贴疗法要遵医嘱操作

一般中医院都会在对应的季节出售三九贴和三伏贴。父母可以根据孩子的病情，在三九天和三伏天到来之前，到医院咨询医生，针对哮喘孩子的体质和疾病，配伍相对应的中药，帮助孩子扶正祛邪，调和阴阳。需要注意的是，父母不要在家随便给孩子配药贴，以防药不对症。

伍

积食、厌食、挑食，是脾"受伤"了

积食、厌食、挑食，是儿童常见饮食问题。父母不能只是一味地调整孩子的饮食，让孩子多吃、吃好，还要关注孩子的脾胃健康。本章将分享通过饥饿疗法改善孩子的挑食、厌食；结合推拿手法与鸡内金的神奇功效，让孩子吃饭更香、吸收更好。更有孩子喜爱的消食健脾食疗方和治厌食药枕，让孩子轻松愉快地开胃健脾。

扁桃体化脓、嘴巴臭，是积食惹的祸

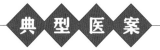

　　笔者的一位邻居，孩子自幼脾胃比较弱，上一年级时扁桃体反复化脓，三天两头到医院挂水。虽然经常吃抗生素和提高免疫力的药物，但扁桃体还总是发炎。邻居觉得这都是孩子营养差导致的，就给他使劲吃牛奶、牛排、鸡蛋等，可是孩子情况丝毫不见好转，基本上每个月扁桃体都要化脓，并发热一次。第一周，孩子扁桃体化脓、发热，没食欲；第二周，孩子不发热，有食欲了，开始吃很多东西；第三周，孩子出现口臭；第四周，孩子出现口腔溃疡。接着，孩子进入下一个扁桃体化脓发热的周期。

合理饮食给扁桃体"灭火"

　　眼看着孩子日渐消瘦，邻居打算带孩子去医院把扁桃体切掉，以绝后患。笔者劝她不要着急，先试试清淡饮食，外加中药调理。邻居按照笔者的方法，暂停给孩子摄入牛奶及大荤食物，以山药粥和白米饭为主食，配菜以素食和小荤为主，即蔬菜里加少量瘦肉丝；睡前1小时不吃奶、水果和零食；每天用捏脊等小儿推拿方法给孩子调脾胃；密切关注孩子大便和口腔情况，保持大便通畅和口气清新，如口气较重、大便干结，就口服王氏保赤丸等药物。如此调理1个月，孩子的扁桃体不再化脓了；继续调理1个月巩固效果，孩子身体越来越结实，扁桃体也保住了。

中医常说："脾常不足，肝常有余。"孩子生长发育迅速，需要的营养物质较多，但消化系统发育不完善，再加上饮食不能自节或喂养不当，特别容易出现积食的情况。积食与小儿咳嗽、厌食、湿疹、惊风等疾病关系密切，临床上，从积食的角度治疗这些问题，往往能取得良好的疗效。

孩子积食的信号

要让孩子不积食，父母在生活中就要特别注意观察孩子的消化情况。如果孩子出现口臭，大便臭，大便频次、性状改变，舌苔变厚，口舌生疮，食欲紊乱，情绪烦躁，睡眠易哭闹、不安稳等表现，就说明孩子近期消化状态较差，应让孩子少吃不易消化的肉、蛋、奶等食物，更不要追着喂饭。这个阶段，父母要给孩子吃简单清淡的食物，还要少食，让孩子的胃肠歇一歇，以便后面更好地"工作"。

孩子脾胃好了，不再积食了，体内垃圾少了，有害的细菌、病毒失去滋生之地，发热、咳嗽、气喘等也就不易发生了。

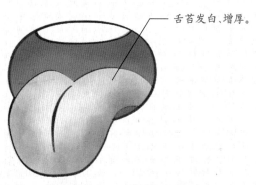

舌苔发白、增厚。

如果孩子存在不健康的饮食习惯，如经常暴饮暴食，吃油炸食物和脂肪含量多的食物，就可能会引起脾胃功能异常，导致舌苔发白、增厚。

孩子胃口不好，试试饥饿疗法

脾弱的孩子不宜过度饮食

典型脾弱的孩子一般瘦瘦小小的，自幼饭量就小，一天吃不了两口饭。早晨起来嘴巴有臭味；大便2~3天解1次，且比较干；晚上睡得不踏实，容易出汗受凉。

父母不要以别家孩子的标准来要求自家孩子，不要规定孩子一天一定要吃多少肉蛋奶和水果，也不要每天急着给孩子多喂食物，这样会进一步损害孩子原本脆弱的脾胃。

饥饿疗法可用来调理脾胃虚弱

孩子有"饿了就吃"的本能，某些时候不想吃饭，吃得少，可能是正在给脾胃时间消化堆积的库存。如果在这个时候父母逼着孩子吃东西，孩子脾胃的库存不减反增，那么孩子就会总是"胃口不好，厌食"。针对这种情况，有一个妙招，那就是"饥饿疗法"。饥饿疗法不是不进食，而是用饥饿来促进胃的排空，激发孩子进食的欲望，让孩子在真正饥饿时进食，自觉爱上吃饭。

如何正确实施饥饿疗法

1. 每天只能在三餐时间吃饭，进餐时间最多为半小时，饿了只能喝水，没有零食和加餐。如果孩子不好好吃饭，只能等下顿饭再吃。

2. 清淡饮食为主。孩子有明显积食、腹泻或是感冒症状时，进食米粥加小菜，少吃肉蛋奶。

3. 与孩子及其他家庭成员做好沟通，让他们主动接受饥饿疗法，保证实施效果。

吃水果并非多多益善

🔉 不可照搬西方吃水果的经验

西方有句谚语："一天一个苹果，医生远离我。"现如今，多吃水果有益健康的观点已深入人心，水果几乎进入每个人的食谱中。

实际上，西方人体质偏热，食物又以肉类、奶制品为主，蔬菜很少，胃热、血热是他们的主要证型，吃点水果可以抑制脾胃亢盛，减少内热。而中国人的体质和饮食习惯与西方人不同，对于脾胃虚弱的老人和孩子来说，水果并不是吃得越多越好，特别是寒凉的水果，如西瓜、哈密瓜等，更要注意适量吃。

水果以寒凉性的居多，久食、多食伤脾阳。冰冷的水果进入腹中，人体还没来得及吸收水果的营养，水果却先消耗了人体的阳气和气血，导致常规食物不能被很好地消化吸收。在这种情况下，水果的营养价值就大打折扣了。

🔉 脾胃虚该怎么吃水果

脾胃虚弱而又特别爱吃水果的孩子，该怎么吃水果呢？请记住几"宜"和几"不宜"。

宜	每次吃水果宜少； 宜吃本地应季的水果； 宜吃性平或性温的水果，如苹果、鲜枣、石榴、桃子、樱桃等。
不宜	不宜空腹吃水果； 不宜吃刚从冰箱里拿出来的水果； 不宜吃反季节水果； 冬天不宜吃寒凉的水果，如梨子、西瓜、柚子、橘子、柿子等。寒冷的天气里吃水果前用开水浸泡一下，或者上锅蒸，或者煮成汤水。

孩子爱吃的消食健脾食疗方

孩子正处在快速生长发育的阶段，对营养的需求较高，但其身体各部分的功能"成而未全，全而未壮"。因此，孩子的饮食应以补气健脾、食物易于消化吸收为原则。当孩子明显积食时，可以先使用含山楂、鸡内金等的消食方化滞以泻实，然后服用含山药、薏米、红枣等的健脾和胃方以补虚。此外，现在市场上有八珍糕、茯苓饼干等成品，平时可以给脾胃虚弱的孩子当零食吃一些，也有补气健脾、养心安神的作用。

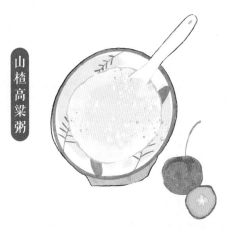

山楂高粱粥

原料： 山楂片10克，高粱米50克，奶粉、白糖各适量。

做法： ①山楂片、高粱米洗净，放入锅中，用小火炒焦，碾成粗粉。

②粗粉放入砂锅中，加适量清水熬煮至烂熟，调入适量奶粉和白糖。

用法： 6个月至1岁的孩子每次服用10克；2~3岁的孩子每次服用20克；4~5岁的孩子每次服用30~40克。每天服3次。

功效： 开胃消食，补气健脾，化滞消积，活血化瘀，收敛止痢。

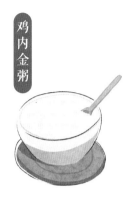

鸡内金粥

原料： 鸡内金3个，陈皮3克，砂仁2克，粳米50克，白糖适量。

做法： ①鸡内金、陈皮、砂仁研成细末备用。
②粳米洗净，放入锅中，加适量清水煮成粥，粳米快熟时放入药末一起熬煮至烂熟，调入适量白糖。

用法： 每天服3次，连服5~7天。

功效： 消食化滞，理气和胃。

适用人群： 8个月以上的孩子。

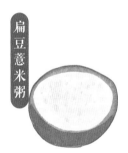

扁豆薏米粥

原料： 扁豆20克，山药15克，薏米10克。

做法： 食材洗净，放入砂锅中，加适量清水煮沸，小火煮至烂熟。

用法： 每天服1次，连服5~7天。

功效： 健脾益气，化湿消暑，补肺益肾。

适用人群： 8个月以上的孩子。

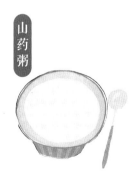

山药粥

原料： 山药粉10克，粳米50克。

做法： 粳米洗净，和山药粉一起放入砂锅中，加适量清水煮至烂熟。

用法： 每天服1次，连服5~7天。

功效： 健脾胃，补肺气，益肾精。

适用人群： 8个月以上的孩子。

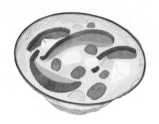

原料： 泥鳅250克，山药50克，红枣10颗，植物油、生姜、盐各适量。

做法： ①泥鳅处理干净，放入油锅中，煎至两面金黄；山药洗净，去皮切块；红枣洗净。

②泥鳅放入锅中，加入山药块、红枣、生姜和适量清水，炖至烂熟，加盐调味。

用法： 佐餐食用。

功效： 健脾胃，补肺气，益肾精，止虚汗。

适用人群： 1岁以上的孩子。

原料： 柿饼、红枣各30克，山茱萸10克，面粉100克，植物油适量。

做法： ①柿饼去蒂后切块；红枣洗净，去核。

②柿饼块、红枣和山茱萸捣成泥状后搅匀。

③上述食材泥、面粉和适量清水一起调匀，做成若干小饼。将小饼放入油锅中烙熟。

用法： 每天服1次，每次50~100克。

功效： 益气补血，健脾和胃。

适用人群： 1岁以上的孩子。

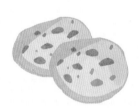

捏捏按按，孩子吃饭香、吸收好

除前面提到的食疗方外，父母可以学点儿小儿推拿手法，给孩子捏捏按按，运脾开胃，消食理气，让孩子吃饭香、吸收好。穴位按摩要在饭前或饭后1小时进行，推拿前父母要搓热双手，千万别用冰凉的手掌按摩孩子的穴位。

扫一扫 看视频

揉板门 健脾和胃，消食化滞，主治乳食停积、食欲缺乏、嗳气、腹胀等症

定位：在手掌大鱼际平面上。

操作：用拇指或食指在孩子大鱼际平面中点上揉100~300次。

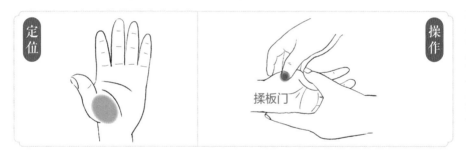

定位 操作 揉板门

清补大肠 清利肠腑，主治消化系统疾病

定位：食指桡侧（靠拇指一侧）缘，自指尖至虎口成一直线。

操作：用拇指桡侧面自孩子虎口直推至食指指尖为清，反之为补，来回各推100~200次。

注意：治疗虚证时多用补法，治疗实证时多用清法，脾虚夹积型小儿积滞属本虚标实、虚实夹杂之证，故取清补之法。

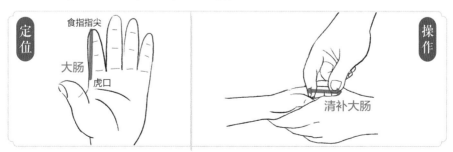

定位 操作 食指指尖 大肠 虎口 清补大肠

清补脾经 和胃消食，增进食欲

定位： 在拇指桡侧自指尖至指根处。

操作： 用拇指自孩子拇指指根推至指尖为清，反之为补，来回各推100~500次。

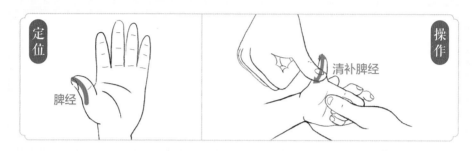

推四横纹 调中行气，和气血，消胀痛

定位： 食、中、无名、小指第1指间关节的横纹。

操作： 并拢孩子四指，用拇指指腹横向来回直推，推150~200次。

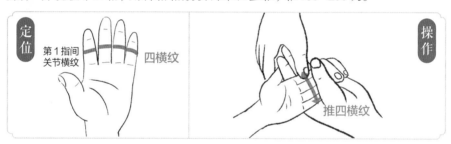

顺运八卦 宽胸理气，止咳化痰，行滞消食

定位： 以掌心为圆心，以圆心至中指根横纹2/3处为半径画圆，八卦即在此圆上。

操作： 用左手拇指按住孩子中指指根处，让孩子掌心向上，用右手拇指指尖作顺时针环形推动，推100~300次。

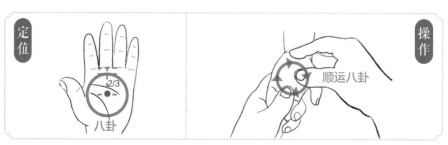

捏脊 扶助正气，温通督脉，消导积滞

定位： 脊柱两侧。

操作： 将拇指指腹与食指、中指指腹对合，挟持孩子脊柱两侧皮肤，拇指在后，食指、中指在前，沿脊柱两旁，由下而上连续地挟提皮肤，边捏边向前推进，自尾骶部开始，一直捏到枕项部为止，重复3~5次。

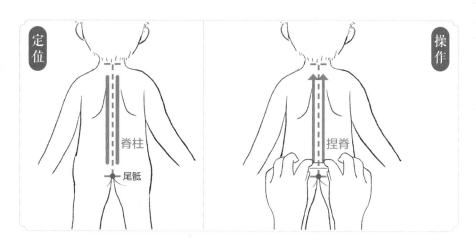

分推腹阴阳 健脾和胃，理气消食

定位： 胸骨剑突与两肋下的软肉处。

操作： 用双手拇指指腹自孩子胸骨剑突位置向两旁斜下分推至腋下正中线，推50~100次。

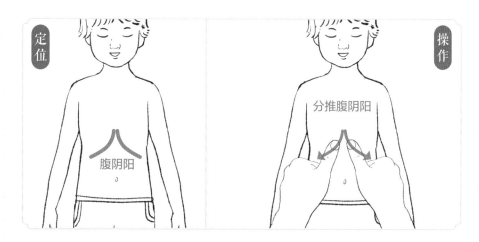

按揉足三里 健脾和胃，调中理气，导滞通络，强壮身体

定位： 在外侧膝眼（膝盖外侧凹陷）下3寸，胫骨前缘外侧约1横指处。（站位弯腰，同侧手虎口围住髌骨上外缘，其余四指向下，中指指尖处即足三里）

操作： 以中指或拇指螺纹面揉动150~300次。

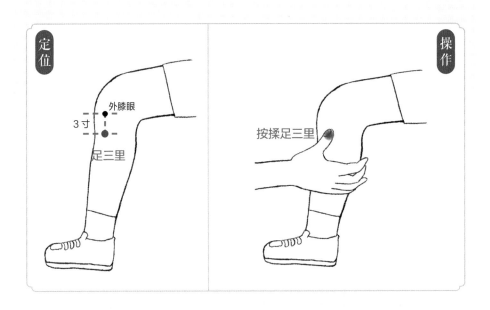

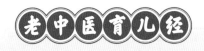

　　以上诸穴配伍，清补脾经、清补大肠、揉板门、分推腹阴阳可消食导滞，疏导肠胃积滞；顺运八卦、推四横纹可加强以上作用，并理气调中；捏脊、按揉足三里可健脾和胃，消食和中。连续做3~5天，每天1次或2次。孩子积食情况好转后，对于平素脾胃虚弱的孩子可继续采用补脾经、顺运八卦、按揉足三里、捏脊等手法，以达到健脾和胃、补益气血的作用。

神奇的鸡内金，赶走厌食、积食

　　鸡内金就是家鸡的干燥砂囊内壁，俗称"鸡嗉子""鸡黄皮"。鸡内金可以在药店买到，自制也很容易。杀鸡时，撕下鸡胗内壁，用热水冲洗干净，翻炒或用烤箱烘干后即成。口服鸡内金能治疗孩子厌食、积食。如果孩子有心理障碍，不能接受内服鸡内金粉，也可以采用外敷肚脐的方法来治疗厌食、积食。

内服鸡内金

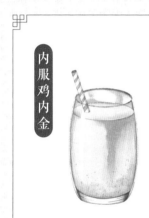

原料： 鸡内金1块。

做法： 鸡内金研成粉末，密封。

用法： 每次取3克鸡内金粉末，早晚饭前冲水喝，1周左右见效。

功效： 消食、健胃、助消化。

鸡内金外敷肚脐

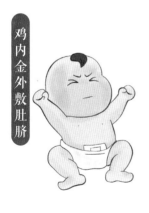

材料： 鸡内金20克。

做法： 鸡内金研成粉末，用米糊调拌，敷在孩子肚脐上。

用法： 每晚睡前敷1次，第二天取下来，连续敷1~2周即有明显效果。

功效： 消食化积。

药枕，孩子不吃中药也能开胃

治厌食药枕是一种治疗小儿厌食的康复药枕。使用时，将相应的药材处理成颗粒状，装入枕芯中即可。在孩子睡眠休息的过程中，药枕内的有效成分缓慢释放，通过呼吸和皮肤渗透等途径，进入孩子身体内部，达到治疗孩子厌食的目的。

使用药枕治疗厌食，可以有效避免孩子不喜欢喝中药、吃药粥等问题，操作简单，效果较好。

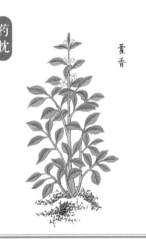

药枕

藿香

材料： 广藿香、陈皮、麸炒苍术、麸炒枳壳、艾叶、佩兰各100克，玫瑰花、丁香各50克，砂仁10克。

做法： 药材研成粗末，外加布包制成药枕。

用法： 晚上睡觉时枕于孩子头下，白天可以让孩子将药枕抱在胸前闻一闻，达到芳香化浊的效果。

功效： 醒脾开胃，理气开郁。

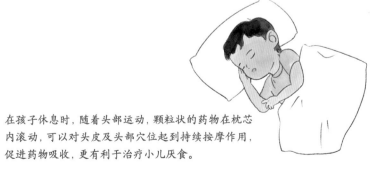

在孩子休息时，随着头部运动，颗粒状的药物在枕芯内滚动，可以对头皮及头部穴位起到持续按摩作用，促进药物吸收，更有利于治疗小儿厌食。

陆

脾胃运化不畅，
孩子容易便秘、胀气

孩子的便秘、胀气问题，往往源于脾不升清、胃不降浊。本章将揭示日常生活中孩子预防便秘的秘诀，提醒父母要注意孩子假期饮食，不能杂乱，更不能盲目清肠胃或依赖益生菌。笔者还推荐4款温和有效的食疗方，助孩子顺畅排便。更有捏手小技巧，教父母轻松疏通孩子体内"排污道"，让孩子告别便秘、胀气烦恼。

脾不升清，胃不降浊，便秘找上门

🍶 升降紊乱，从内引发孩子便秘

脾为后天之本，气血生化之源，主运化水谷精微；胃为水谷之海，主受纳腐熟水谷。两者相辅相成，共同完成食物的消化吸收，使营养物质供给全身，保证孩子的生长发育。

脾胃为一身气机升降的枢纽，也是转化食物的主要脏腑。脾主升清，将食物消化吸收后的营养输注全身；而胃主降浊，将消化后残留的杂质传送至大肠并排出体外。脾胃升降有序则身强力壮。孩子若先天禀赋不足，或后天喂养不当，导致脾胃功能失调，升降紊乱，就会便秘。

🍶 内因引起的两种便秘

脾不升清多见于脾虚的孩子，排便次数减少，或大便先干后稀，常常伴有不思进食、面色少华、形体偏瘦、肢倦少动、舌淡红、苔薄白等。

胃不降浊则食物积聚于胃肠，日久化热，耗伤津液，从而导致大便干燥如"羊屎蛋"，孩子还常常伴有腹胀、腹痛、口有酸腐味、舌苔厚腻、睡觉不安稳、磨牙，甚至扁桃体反复发炎等。

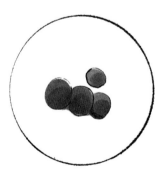

孩子拉出"羊屎蛋"样大便，是便秘的一种表现。可能是饮食中荤食偏多，蔬菜量不足所致；也可能是因为户外运动量不足，导致胃肠蠕动减慢，大便积在体内。

🜨 燥邪当令，从外引发孩子便秘

在门诊，经常有父母向笔者反映，一到秋冬季节，孩子就便秘，春夏季相对好一些。这是为什么呢？

中医认为，秋季为燥邪当令之时，燥易伤津，人体津液亏损，就会出现口唇干裂、毛发干枯、皮肤干燥等症状，肠道也会因受燥气损伤而变得干涩，从而出现便秘。

秋冬季节，天气寒冷，人们喜食偏温性的食物，如火锅、羊肉汤等，户外活动相对减少，导致胃肠蠕动变慢，大便在肠道内的运输陷入停滞，从而出现便秘。

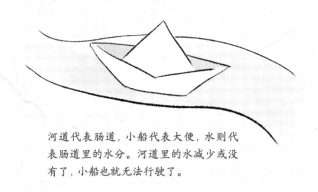

河道代表肠道，小船代表大便，水则代表肠道里的水分。河道里的水减少或没有了，小船也就无法行驶了。

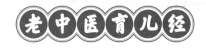

肠道与大便的关系常常可以被比喻成水、河道和船的关系。由肠道内的水分少了引起的大便干结可以比喻为无水行舟。由肠道蠕动无力引起的大便难排可以比喻为无力行舟。而小船能否顺利行驶，除了与河道关系密切，与"掌舵人"父母也密不可分。父母喂养不当，导致孩子饮食不节，小船就会超载，超出河道的承受能力，从而导致便秘。因此，只有找对病因，对因施治，才能有效预防孩子便秘。

假期杂乱饮食要控制

🍐 假期饮食也不能放低要求

儿童便秘大多是由不良的饮食生活习惯引起的胃肠功能紊乱导致的。因此，药物通常不是治疗的第一选择。良好的饮食习惯是保证孩子健康成长的必要条件，保持营养均衡是预防便秘的基础。

放假期间，孩子和父母往往有所放纵，觉得可以把生活要求放低一些。很多孩子不吃蔬菜，喜欢吃肉类、油炸食品或各种各样的零食，从而导致膳食纤维摄入不足，肠道内食物残渣较少，不足以对肠道形成一定的刺激，于是胃肠蠕动缓慢，食物残渣在肠道中停滞的时间延长，水分被吸收，造成大便干结难解。

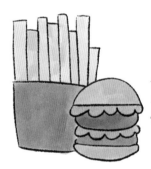

调查表明，偏食、嗜食油炸食品，不吃或偶尔吃蔬菜等是导致功能性便秘的危险因素。

🍐 假期作息紊乱，孩子身体易缺水

放假期间，孩子生活作息紊乱，喝水少，运动量减少，这也是引起便秘的原因之一。身体缺水，大便中的水分会被肠道吸收，大便也会变得干燥，很难润滑地通过直肠和肛门，从而造成排便痛苦。排便痛苦会让孩子对排便产生畏惧和排斥，于是会忍便，尽可能拖延排便时间，结果导致大便更加干燥难解，由此形成恶性循环。

不能随便清肠胃和吃益生菌

清肠胃治便秘效果不持续

针对反复便秘的孩子，有些父母给他们用开塞露或者吃乳果糖后，便秘就会有所缓解，但是过不了几天，孩子大便又变干了。有的孩子甚至没有主动排便的意识，必须依赖开塞露才能解决排便。有父母认为孩子便秘都是由内火重引起的，于是直接给孩子口服大黄等药物清肠胃。

中医认为，小儿为稚阴稚阳之体，形气未充，脏腑娇嫩，发病容易，传变迅速。因此，对于孩子便秘，父母首先要搞清楚是实证还是虚证，再有针对性地进行调理，不能随随便便使用泻药给孩子清肠胃。盲目地给孩子吃一些清热泻下的药物，很可能会适得其反，使孩子的脾胃功能越来越弱，病情迁延难愈。

实证中最常见的是积食引起的便秘

积食的孩子胃口一般比较好，喜欢吃肥甘厚腻和煎炸类的食物，日常饮食中缺少蔬菜等富含膳食纤维的食物。还有些父母总是担心孩子吃不饱，经常哄喂或加餐，过度喂养超出孩子脾胃的运化能力，导致食物停聚在孩子的胃肠内，阻滞气机，以致孩子吃完饭后腹胀、腹痛，口有酸腐味、舌苔厚，晚上睡觉不安稳、磨牙，甚至扁桃体反复发炎、口舌反复生疮、发热、咳嗽等。对此，父母可以在改变喂养方式的同时，适当使用一些消积导滞的药物或外治法，如小儿推拿。

🍶 虚证中较常见的是气虚便秘和阴虚便秘

气虚主要是脾胃气虚,推动无力,大便在肠道中运行缓慢,从而出现虽有便意但排便困难,排便次数减少,或者是大便先干后稀,也就是之前提到的"无力行舟"。

生活中,一些孩子不喜欢喝水,运动量大,喜欢吃辛辣食物,手足心热,脾气急躁,大便干结如羊屎状,舌红少苔或出现"地图舌",其便秘多属于阴津亏虚不能润肠所致。

属脾胃气虚者,当以健脾益气为要,佐以助运;属脾胃阴虚者,当滋脾养胃,润肠通便。

🍶 该不该给孩子吃益生菌

从理论上讲,益生菌能够调节肠道菌群结构,促进肠道蠕动,增加排便次数。当孩子确实出现便秘或肠胃不适时,可以在医生的指导下给孩子适当补充益生菌。这样能够调节肠道菌群,恢复肠道动力,促进食物残渣排出。

但是,不建议孩子长期补充益生菌,更不建议健康的、没有任何便秘症状的孩子额外补充益生菌。因为孩子肠道容积有限,过量服用益生菌会影响体内正常菌群的生存,容易造成菌群失衡。孩子的肠胃还会对人工菌种产生依赖,影响自身功能。

益生菌一般需要放入冰箱冷藏保存,因为低温环境能使益生菌的活性维持稳定状态,最大限度地保留活性益生菌的数目,达到治疗效果。

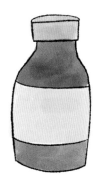

日常生活中孩子如何预防便秘

🍶 保证高膳食纤维饮食

《世界胃肠病学组织临床指南》明确指出，预防和治疗儿童便秘，高膳食纤维饮食和足量饮水是第一位的。膳食纤维可以吸收水分，软化粪便，增加粪便重量，促进肠道蠕动，缩短粪便在肠道内通过的时间，有助于预防和治疗便秘。

膳食纤维主要存在于谷类、薯类、蔬菜和水果等植物性食品中，谷类加工得越细，膳食纤维含量越少。

对于孩子来说，进食时要适当补充富含膳食纤维的蔬菜、水果、粗粮等，如芹菜、胡萝卜、菠菜、香蕉、梨、苹果、猕猴桃、玉米、红薯、南瓜等，促进肠道蠕动和排便。

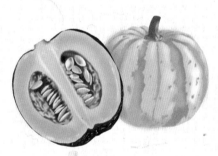

南瓜含有丰富的膳食纤维，有助于消化，可促进排便。用口感软糯、味道香甜的南瓜代替零食，作为孩子的加餐，孩子一定会喜欢。

🍶 巧妙喝水防便秘

孩子喝水少、喝水困难也是令很多父母苦恼的问题。喝水少会导致身体缺水，使大便中的水分被大肠吸收，大便会变得干燥难解。那么，父母在日常生活中如何给孩子巧妙喝水防便秘呢？如何既不引起孩子的反感和排斥，又能保证孩子不缺水呢？

◎少量多次饮水

少量多次饮水既不会造成胃肠道负担过重，也不易引起孩子的反感和排斥。不建议父母强迫孩子一次性喝大量的水，这样并不能软化大便，只会增加小便。

◎晨起空腹喝，白天多次喝，晚上少喝

每天清晨空腹喝杯温开水，能够刺激胃肠蠕动，使大便软化，对排便有刺激作用。孩子主要在白天活动，适量多次喝水可以及时补充身体流失的水分。晚上少喝水是为了避免夜间小便频繁影响孩子睡眠，进而影响孩子生长发育。

中医小讲堂

喝水越多越好吗

当然不是。多喝水指的是比原来喝得多，达到正常的量就可以了，并不是无限制地增加饮水量。摄入过多水分以至于超过身体需要，除了增加尿量，还会给孩子身体带来损害。

不同的孩子每天需要的水量不同，同一个孩子，在不同情况下需要的水量也不一样。比如，天气炎热、大量出汗、运动量增加的时候，就需要多喝水，相反就可以适当少喝一些。对此，父母可以通过观察孩子的小便量和小便颜色来判断孩子是否缺水。孩子的小便是淡黄色或透明的，表示孩子不缺水。

🥚 从小培养每日清晨如厕的习惯

父母要帮助孩子养成定时排便的习惯。一岁半以上的孩子就可以进行如厕训练了。排便时间最好选择晨起或早餐后。因为早晨起床后人体由平卧位转为直立位，有利于推动粪便向下移入直肠。而且早晨也是大肠经当令之时，不管有没有大便，都应鼓励孩子去厕所蹲上一段时间，每次蹲便时间控制在5~10分钟。如果孩子不能顺利排便，父母要保持宽容和鼓励的态度，不要催促或责骂孩子，否则不仅会导致孩子的反感，更不利于排便习惯的养成。

对于低龄孩子，在开始训练排便习惯时，父母要尽可能选择适合孩子的、孩子喜欢的坐便器。坐便器应高度适宜，让孩子坐下时双膝略高于臀部，双足可以着地以便用力。父母可以鼓励孩子每天在坐便器上坐一会儿。

🥚 大孩子多运动，小孩子做做排气操

很多运动都能有效防治便秘，如慢跑、游泳、跳绳、打羽毛球等。父母可根据孩子的实际情况选择合适的体育活动，同时要积极参与，陪伴孩子一起做运动。坚持锻炼，持之以恒，不仅可以防治便秘，还能促进孩子长高。

对于婴幼儿，父母在改变其饮食结构的基础上，还可以给孩子做做排气操，帮助宝宝排气、排便，改善便秘腹胀，缓解肠绞痛等。

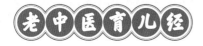

长期大便干燥、排便费力，甚至肛裂的孩子，排便疼痛会让他们产生恐惧心理，甚至出现忍便行为，从而使便秘情况越来越严重，形成恶性循环。这时父母可适当应用开塞露或乳果糖等药物使孩子先顺利排便，再耐心抚慰以消除其恐惧心理，然后进行如厕训练。

🪔 精神紧张也会引起便秘

在门诊，笔者常常看到有的孩子由于刚刚进入幼儿园，或者生活环境突然改变，或者精神处于长期紧张的状态（如遭到父母训斥），从而发生便秘。"心病还要心药医"，治疗便秘需要家长、老师、医生互相配合，有针对性地对孩子进行心理干预，便秘症状大多可以得到改善。

父母平日里要多和孩子沟通交流，了解孩子的心理动态，及时疏导孩子的不良情绪，要多安慰、鼓励孩子，给予孩子理解和支持。当孩子受便秘的困扰、治疗过程不顺利或短时间内不能养成良好的生活习惯时，父母不能一味地责怪、训斥和惩罚孩子，这样只会使孩子更加委屈，甚至抑郁，加重心理创伤。

医生在诊疗时，需根据孩子的心理状态和生活中所遇到的问题，予以科学的解释和帮助，着重帮助孩子解除焦虑、紧张等不良情绪。

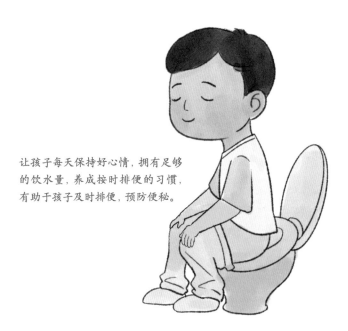

让孩子每天保持好心情，拥有足够的饮水量，养成按时排便的习惯，有助于孩子及时排便，预防便秘。

4款缓解便秘的食疗方

孩子脾胃不好，会影响胃肠蠕动，导致便秘。下面推荐几款简单易做的食疗方，父母在家就能做，可以促进孩子胃肠蠕动，帮助孩子排便。

鸡内金山药芝麻饼

原料： 面粉300克，鸡内金20克，干山药100克，黑芝麻、白糖（或盐）、葵花籽油各适量。

做法： ①鸡内金与干山药研成细粉，加入面粉、少量白糖（或盐），再加水和成面团。
②面团擀成薄饼，撒适量黑芝麻。
③平底锅或电饼铛中加入葵花籽油，加热后将面饼放入锅中，烙至两面金黄。

功效： 健脾消积。

适用人群： 脾虚积滞的便秘患儿。

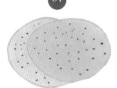

红枣蒸南瓜

原料： 南瓜500克，红枣5~8颗，蜂蜜适量。

做法： ①红枣放温水中泡半个小时，去核，竖切成两瓣；南瓜洗净，去皮，切成均匀的块状或菱形片状。
②根据孩子的喜好，将红枣、南瓜摆盘。
③锅中加入适量清水，摆好的红枣、南瓜拼盘上锅，加盖开大火，水沸后再蒸8~10分钟。
④蜂蜜放入碗中，加入少量温水调匀，红枣南瓜出锅时淋适量蜂蜜水调味。

功效： 调脾胃，益气血。

适用人群： 脾胃气虚的便秘患儿。

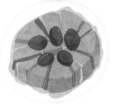

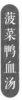

菠菜鸭血汤

原料： 菠菜250克，鸭血150克，枸杞10克，盐、葱末、姜末、蒜末、香油、葵花籽油各适量。

做法： ①鸭血洗净，切片；菠菜洗净，切段；枸杞洗净。

②油锅烧热，放入葱末、姜末、蒜末煸炒出香味，加入鸭血翻炒片刻，然后加入枸杞和适量清水炖煮。

③煮沸2分钟后放入菠菜和适量盐调味，小火煮5分钟，加入香油。

功效： 养血滋阴，润肠通便。

适用人群： 肠燥便秘的患儿。

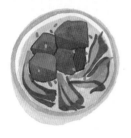

冰糖银耳炖雪梨

原料： 雪梨2个，银耳2朵，冰糖适量。

做法： ①雪梨洗净，去皮切小块。

②银耳用冷水泡软，洗净，剪去根部，撕成小块。

③银耳块、冰糖放入锅中，加适量清水，大火煮沸后转小火慢炖约1小时。

④待银耳煮得绵软浓稠后加入雪梨块，小火慢炖20分钟。

功效： 生津润燥。

适用人群： 肺胃阴虚、肠燥便秘的患儿。

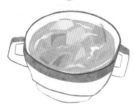

捏捏小手，疏通孩子体内"排污道"

对于已经便秘的孩子，这里推荐几个推拿手法，它们操作简单，孩子易接受，不良反应少。进行推拿的时候，父母要注意手法轻快柔和，切不可用力过度。不要在孩子刚吃完饭或者剧烈运动、大哭大闹后进行按摩，应当在孩子心情平和的时候进行，腹部要以顺时针方向按摩。

扫一扫 看视频

清大肠 清利肠腑，用于便秘、积滞等症

定位：在食指桡侧（靠拇指一侧）缘，由指尖到虎口成一直线。

操作：用拇指桡侧面自孩子虎口直推至食指指尖，称清大肠，推100~200次。

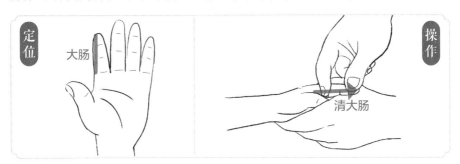

补脾经 健脾益气，调理中焦，用于厌食、积滞、腹泻、便秘等症

定位：在拇指桡侧缘，自指尖至指根处。

操作：用拇指自孩子拇指指尖推至指根，推100~200次。

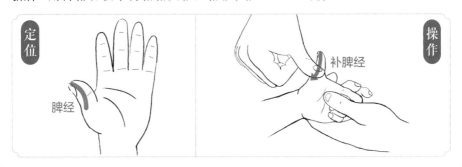

摩腹 调和脾胃，降逆消积，用于便秘、腹胀、消化不良等症

定位： 整个腹部。

操作： 孩子仰卧，根据孩子腹部面积的大小，选择指摩法或掌摩法，顺时针按
摩孩子腹部50~100次。

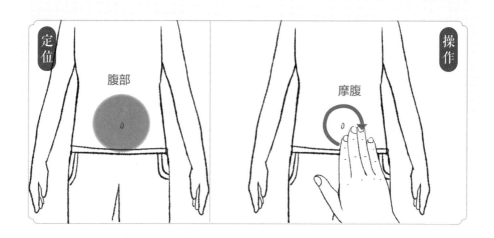

揉板门 宽胸膈，利肠胃，用于消化不良，呕吐、腹泻、便秘等症

定位： 在手掌大鱼际平面上。

操作： 用拇指或食指在孩子大鱼际平面中点上揉100~300次。

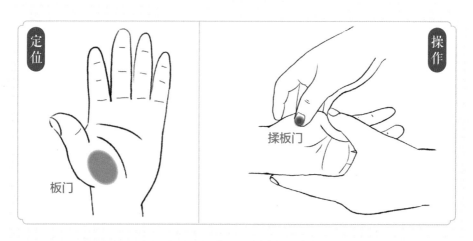

捏脊 调阴阳，理气血，和脏腑，通经络，脾胃虚弱之证均可用之

定位：脊柱两侧。

操作：将拇指指腹与食指、中指指腹对合，挟持孩子脊柱两侧皮肤，拇指在后，食指、中指在前，沿脊柱两旁，由下而上连续地挟提皮肤，边捏边向前推进，自尾骶部开始，一直捏到枕项部为止，重复3~5次。

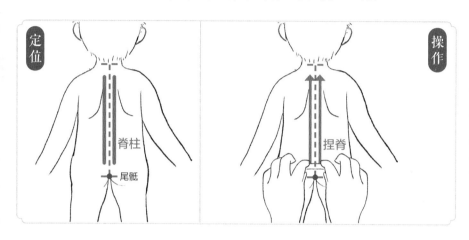

揉龟尾 通调督脉，调整大肠，主治便秘、泄泻、脱水、遗尿等症

定位：尾椎骨端。

操作：用拇指指腹轻揉孩子龟尾，揉100~300次。

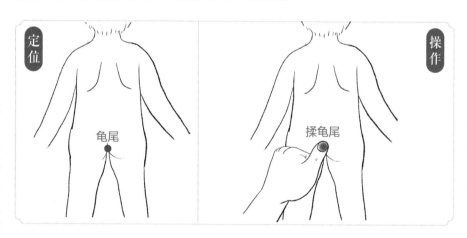

推下七节骨 调理二便，用于便秘、烦躁不眠等症

定位： 第4腰椎至尾椎骨端成一直线。

操作： 用拇指桡侧面或食、中二指指腹自上而下推100~200次。

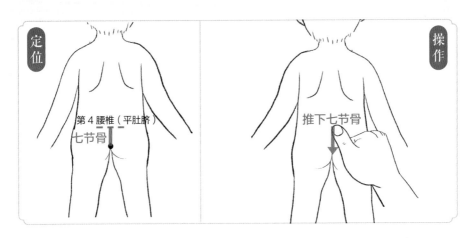

定位

第4腰椎（平肚脐）

七节骨

操作

推下七节骨

柒

个子长不高，
多是脾虚在"作祟"

　　孩子不长个，往往与脾虚厌食、发育迟缓有关。本章将引导父母抓住春季长高黄金期，帮助孩子正确调整饮食习惯，保证孩子的睡眠和运动量，助力孩子长个子。更有中医推拿小妙招，睡前5分钟，让孩子脾胃好，营养吸收好，睡得更香，身高、体重双增长。

脾虚多厌食，孩子发育迟缓

🫧 气血亏虚，孩子长不高

明代医家万全在《幼科发挥》中说："人以脾胃为本，所当调理；小儿脾常不足，尤不可不调理也。"孩子生命活动的盛衰与气血关系密切，全靠脾胃的消化、吸收来维系，脾胃功能旺盛则气血充盈，孩子成长就健康茁壮。反之，脾胃功能失健则气血匮乏，孩子成长就迟缓羸弱。

脾虚多为0~6岁儿童出现的问题，容易导致厌食，影响正常的生长发育。因此，在幼儿早期就对脾虚的孩子进行调理，能够取得事半功倍的效果。

中医小讲堂

现在生活条件那么好，为何有些孩子长不高

一个孩子能长多高，一看基因遗传，二靠后天努力。一般孩子的身高60%~70%由基因决定，但这基因并不是指父母基因，而是指家族基因。有的父母虽然自身不是太高，但家族其他成员很高，那就说明家族存在优质长高基因，孩子也可能长得很高。不过基因遗传的多变性是父母无法掌握的，大家都希望自己的孩子"高智商、高颜值、高个子"，但孩子具体会得到什么样的基因，是有些运气成分在里头的。因此，父母能把握的是影响孩子长高的后天因素，只要科学实施使孩子长高的方法，孩子长高就不是梦想。

身体偏瘦或虚胖，体弱。	食欲不佳，食量偏少，偏食、挑食。
形体	**饮食**
生长发育	**日常表现**
智力发育达到正常同期水平，但身体发育不佳或较差，身高、体重发育不达标。	神疲懒言，哭声较低，安静少动；身体瘦小或虚胖，面色苍白或萎黄；自汗乏力，出汗多，动则尤甚；大便溏软或夹不消化食物残渣，每天2次或3次，小便量多或正常。

脾虚的表现有哪些

每个家庭都应定期测量孩子身高

　　孩子的身高应每月或每3个月测量1次并做好记录。经过一段时间的测量，父母就可以较为准确地掌握孩子的身高增长规律了。一旦发现孩子生长发育滞后，父母要请医生给孩子进行全面的体格检查、骨龄测定以及必要的内分泌功能检测，尽早对孩子的身高进行针对性干预，使孩子在青春期前达到正常身高。

—106厘米

父母应该每月或者每3个月为孩子测量1次身高和体重。注意测量间隔和测量时间段要固定，这样得出的数据更准确。

18千克

春季少生病，个子自然高

🍐 春天是孩子"蹿个子"的季节

中医常说："春生夏长，秋收冬藏。"顺应大自然的规律休养生息，才是正确的生活方式，孩子长高同样如此。如果父母能抓住"春生夏长"这个关键期，那孩子的个头就能跟着季节"蹿一蹿"。经过冬季的肃杀气氛，到了春季，天气转暖，万物复苏，孩子身体的新陈代谢也开始活跃起来，脾肺功能都在增强。这时候，孩子食欲好，吸收营养物质的能力也强，对于长高非常有利。

🍐 讲究卫生，注意防护

春季带孩子外出时，父母和孩子都要戴好口罩，做好防护。不要随意触摸有可能带有大量病菌的物体，比如带孩子去医院或者商场，不要让孩子随意摸别人触摸较多的物品。日常勤洗澡、勤换衣，避免孩子感染病菌、寄生虫等。

七步洗手法

1.掌心相对，手指并拢，互相揉搓。

2.手心对手背，沿指缝相互揉搓，双手交换进行。

3.掌心相对，双手交叉指缝相互揉搓。

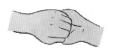

4.弯曲手指使关节放在另一手掌心旋转揉搓，双手交换进行。

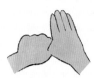

5.一手握住另一手拇指揉搓，双手交换进行。

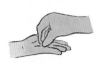

6.将指尖并拢放在另一手掌心旋转揉搓，双手交换进行。

7.洗手腕、手臂，揉搓手腕、手臂，双手交换进行。

⚱ 给孩子准备合适的衣物，防止着凉

春季建议给孩子选择松软、透气、宽松的衣服，这样孩子在出了汗或者室内外环境温差比较大时，换衣服更方便。有的孩子衣服穿得比较紧，玩的时候，一着急就不管不顾地冲出去了，结果一身汗湿透后背，很容易引起感冒。父母尽量不要给孩子穿连体衣，也不要让孩子穿得鼓鼓囊囊，可以适当多穿一两件，方便随时脱下或者添加。

⚱ 早睡早起不熬夜

建议父母经常带孩子外出运动，每天晒晒太阳，让孩子跑跑步、跳跳绳。父母最好和孩子一起早睡早起，不要带着孩子熬夜，也不要放纵孩子长时间玩手机或者平板电脑。父母要给孩子营造良好的生活氛围，避免给孩子太多的压力。

中医小讲堂

让孩子为自己打造健康壁垒

父母要帮助孩子培养自理能力，让孩子知道什么时候要增加衣服，什么时候要脱衣服，什么时候该喝水，什么时候该上厕所。

一般来说，3岁时孩子要学会自己吃饭、洗手、刷牙。5~6岁时孩子要学会自己穿衣服和脱衣服。上小学以后，孩子要做到基本的生活自理。

孩子自理能力强了，就会自己照顾自己，吃饭穿衣能稳定进行，还能避免受凉、感染病菌等外部威胁。这样，孩子就不容易生病。

改变饮食习惯，孩子才能长个子

不要让孩子挑食

孩子发育迅速，对水谷精气的需求比成人更为迫切，而孩子脏腑的实体发育和生理功能均未成熟，挑食这种行为极易损伤脾胃，影响长高。因此，父母想让孩子长个，首先要解决挑食这个毛病。

日常生活中，笔者经常看到爷爷奶奶、外公外婆、爸爸妈妈在孩子喂养方面产生分歧。比如，有的老人会将吃炸鸡、薯条等食品作为给孩子的奖励，时间一长就会造成孩子营养摄取不均，扰乱孩子生长发育的节奏，导致孩子要么很胖，要么很瘦。

不要乱吃补品

有的父母给孩子炖汤的时候，会在汤里加一点儿补品或药材，但是有些补品或药材是不适合孩子吃的。如果补过头了，还可能会引起孩子性早熟。比如，有的孩子在三四岁就开始乳房发育；还有一些孩子，3岁的时候骨龄已经达到六七岁的标准；这都是错误的喂养方法造成的。

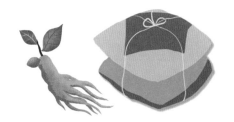

人参等大补元气的药材会给孩子稚嫩的脏器带来负担，还可能会加重孩子口腔溃疡、大便干结等内热症状，因此不建议孩子食用。

🥄 每天吃5种蔬菜

在条件允许的情况下,父母应尽量为孩子准备多样化的蔬菜,每天至少5种,最好是选择当天的新鲜蔬菜。孩子喜欢颜色鲜艳的蔬菜,比如绿色的菠菜、青菜、空心菜,橘红色的番茄、胡萝卜、南瓜、红辣椒,紫红色的红苋菜、紫甘蓝等。颜色丰富的多样蔬菜孩子更喜欢吃,可以确保营养充分摄入,促使孩子更好地成长。

🥄 花式水果孩子更喜欢

有的孩子不爱吃水果,或者只吃一两样自己喜欢的水果,这种情况怎么解决呢? 其实很简单,建议父母和孩子一起做各种各样的花式水果,孩子参与度越高,就越容易吃这些水果。比如,父母可以和孩子一起自制水果捞,酸奶配上新鲜水果,健康又好吃。

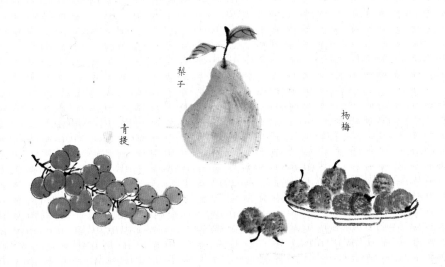

梨子

青提

杨梅

◎豆类轮换吃

坊间流传着吃豆制品会诱发性早熟的各种谣言，事实上，抛开剂量谈影响是没有科学依据的。

大豆含有一种和雌激素比较接近的成分，叫大豆异黄酮。大豆异黄酮的确有可能引起性早熟，但是按照国家推荐的大豆异黄酮的安全量换算成豆浆，相当于每天6大杯。也就是说，孩子每天喝超过6大杯的豆浆，才有引起性早熟的可能。所以，父母没必要对豆制品有偏见，相反，孩子适当摄取大豆异黄酮有助于骨骼的发育。

摄入豆类时，最好轮换食用不同的豆类，黄豆、黑豆、红豆、绿豆等都可以适当添加。也可以让孩子适量食用豆芽，豆芽含维生素C和膳食纤维，可以促进铁的吸收和肠道蠕动。

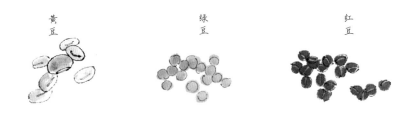

黄豆　　绿豆　　红豆

🥣 肉类多选优质蛋白，及时补铁

肉、禽、鱼类等食物是优质蛋白的主要来源。一般来说，可以优先选择鱼、禽类，少吃一些肥肉。烹调方式建议以蒸煮为主，少用烤炸。少吃烟熏、腌制的肉制品。也不建议给孩子吃生鱼片等生食，因为这类食材处理不好可能会带有寄生虫。

孩子在成长的过程中，容易出现缺铁性贫血，可适当食用深红色的动物内脏代替肉类来补铁，如猪肝、鸡肝等。每月1次或2次，每次建议不超过20克。内脏除了含铁丰富，还含有丰富的B族维生素和其他微量元素。

主食应该粗细结合

孩子的主食建议以谷物为主，兼顾多样化。有的家庭喜欢吃面，可能顿顿都是面食，但这样孩子很有可能营养摄入不均衡。对于比较胖的孩子来说，精米、精面这类食物不宜摄入过多，父母可以在米饭中加入一些粗粮，粗细结合，这样吃更健康。

调味品会影响孩子生长

在门诊时，笔者发现几乎所有生长发育不好的孩子面临着同样的问题——饮食成人化，即多油、多盐、多糖。

俗话说，三岁看老，在饮食上也是如此。小的时候，孩子喜欢多油、多盐、多糖的食物，成年以后，会更喜欢这样的食物。孩子一旦习惯了这样的口味，成年之后得代谢性疾病的风险就可能增加，比如高血压、糖尿病、高脂血症、脂肪肝等。

所以，孩子每天的调味品摄入量也应有一个标准。4~6岁的孩子，每天盐的摄入量应少于3克，食用油的摄入量少于20克，糖的摄入量少于20克。7~10岁的孩子，每天盐的摄入量应少于4克，食用油的摄入量少于20克，糖的摄入量少于25克。

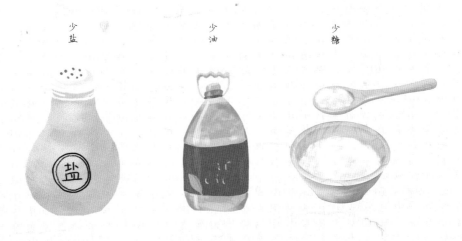

少盐　　　少油　　　少糖

薏米、山药等日常食材助长高

中医关于儿童脾虚的内容有很多,如在《灵枢·逆顺肥瘦》中就有记载:"婴儿者,其肉脆、血少、气弱。"《幼科发挥》中则有记载:"脾常不足。"通过这些内容可以知道,孩子脾虚是十分常见的。下面推荐几款食谱,父母日常做给孩子吃,可从身体内部调理孩子脾胃,促进孩子发育,治标更治本。

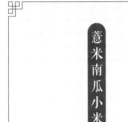

薏米南瓜小米粥

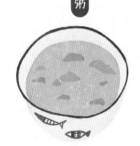

材料: 南瓜250克,薏米100克,小米80克。

做法: ①薏米洗净,用清水浸泡1小时,捞出,放入锅中煮30分钟。

②南瓜洗净,去皮切块;小米洗净。

③两者放入薏米锅中,煮至小米软烂即可。

功效: 薏米健脾利湿,可以提高孩子免疫力。南瓜补中益气,其中的胡萝卜素、维生素等是促进长高的重要物质。小米宁心安神,可以促进睡眠。三者共同煮成粥,孩子吃了有助于长高。

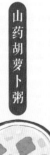

山药胡萝卜粥

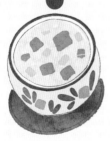

材料: 山药、胡萝卜各1根,粳米50克。

做法: ①山药、胡萝卜洗净,去皮切块;粳米洗净。

②锅中放入适量清水,放入所有食材煮成粥即可。

功效: 山药药食两用,具有补脾肺肾和益气养阴的作用。胡萝卜具有提高免疫力、保护视力的作用,对孩子长高也有辅助作用。

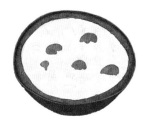

材料： 茯苓15克，山楂5克，粳米50克。

做法： 粳米、山楂、茯苓洗净放入锅中，加适量清水，一同煮成粥。

功效： 茯苓是一种可食用菌类，具有健脾安神、淡渗利湿的作用。茯苓中的多糖成分可以强化细胞免疫功能，提高人体免疫力。山楂具有消食健胃的作用。山楂与茯苓、粳米同煮成粥，可以很好地提高孩子胃口，让孩子吃饭香，身体棒，长得高。

山楂茯苓粥

山药太子参瘦肉汤

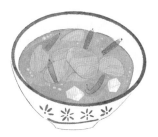

材料： 山药1根，太子参10克，瘦肉300克，生姜1块，盐适量。

做法： ①山药洗净，去皮切块；瘦肉洗净，切片；生姜洗净，切片。

②锅中加适量清水，放入所有食材，大火煮沸，转小火煮30分钟，加盐调味即可。

功效： 太子参又称童参，具有补肺健脾和益气生津的作用。孩子服用太子参这类滋补的中药材，一次应控制在10克以内，否则会影响孩子的生长发育。太子参和山药一同炖汤，具有健脾开胃、助消化的作用，孩子胃口好，自然长得高。

按摩促消化，让孩子长高又增重

对孩子进行按摩，能促进孩子气血循环，帮助孩子补脾肺，促进孩子消化，从而达到长高又增重的效果。小儿按摩操作简便，易于掌握，父母可以在家给孩子使用。

扫一扫 看视频

补脾经 健脾胃，补气血，常用于脾胃虚弱、气血不足所致的食欲不振、肌肉消瘦、消化不良等

定位： 在拇指桡侧缘，自指尖至指根处。

操作： 用拇指自孩子指尖推至指根，推300次。

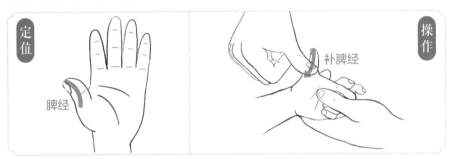

定位 脾经

操作 补脾经

清补板门 清热利湿，健脾益气，常用于治疗厌食、疳积、饮食积滞、食欲不振、嗳气、腹胀、腹泻、呕吐等

定位： 在手掌大鱼际的平面上。

操作： 用拇指或食指在孩子大鱼际平面中点上来回推300次。

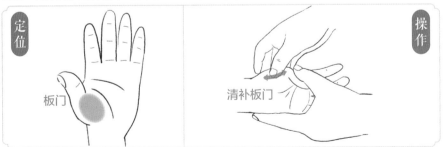

定位 板门

操作 清补板门

摩腹 健脾胃，助消化，用于便秘、腹胀、厌食、消化不良、腹泻、营养不良等

定位：整个腹部。

操作：孩子仰卧，根据孩子腹部面积的大小，选择指摩法或掌摩法，顺时针按摩孩子腹部3~5分钟。

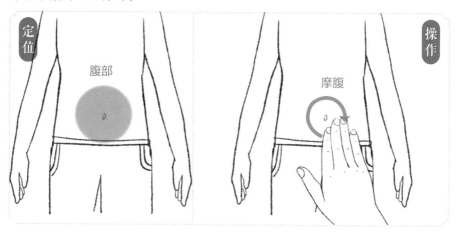

揉脾俞、胃俞 健脾和胃，止吐止泻，主要用于治疗呕吐、腹泻、疳积、食欲不振、腹胀、肠鸣等

定位：脾俞在第11胸椎棘突下，后正中线旁开1.5寸处，左右各1穴；胃俞在第12胸椎棘突下，后正中线旁开1.5寸处，左右各1穴。

操作：用拇指或食指指腹分别揉胃俞及脾俞，各100次。

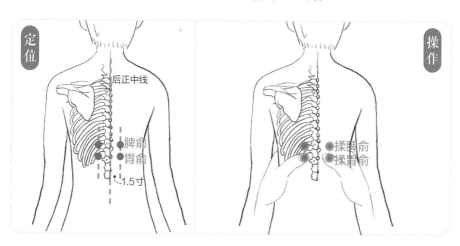

捏脊 缓解消化不良、食积腹胀等

定位：脊柱两侧。

操作：将拇指指腹与食指、中指指腹对合，挟持孩子脊柱两侧皮肤，拇指在后，食指、中指在前，沿脊柱两旁，由下而上连续地挟提皮肤，边捏边向前推进，自尾骶部开始，一直捏到枕项部为止，重复3~5次。

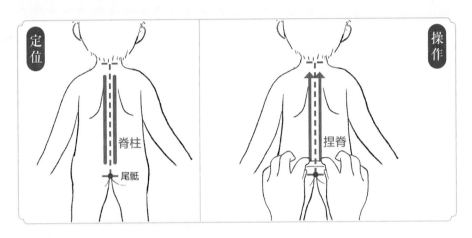

清心经、肝经 可缓解孩子性情急躁

定位：心经位于中指掌面末节；肝经位于食指掌面末节。

操作：用食指或中指指腹自孩子食指、中指掌面末节横纹向指尖方向分别推100~500次。

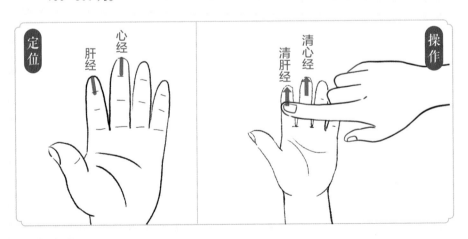

摩腹+退六腑 通腑,泄热,孩子便秘时可用

定位: 整个腹部;六腑位于前臂尺侧(靠小指一侧)自肘关节至掌根成一直线。

操作: 孩子仰卧,根据孩子腹部面积的大小,选择指摩法或掌摩法,顺时针按摩孩子腹部50~100次;用食、中二指指腹自孩子肘关节推至掌根,推100~500次。

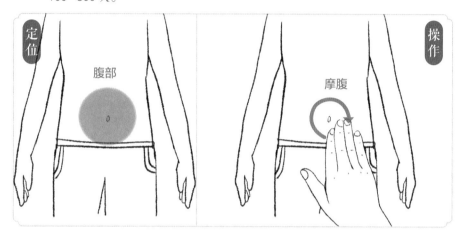

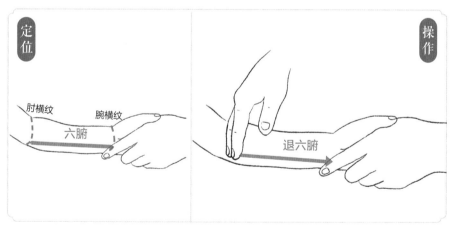

(摩腹+揉龟尾) 止泻，调理肠胃，适用于孩子大便溏稀

定位：整个腹部；龟尾在尾椎骨端。

操作：孩子仰卧，根据孩子腹部面积的大小，选择指摩法或掌摩法，顺时针按
摩孩子腹部50~100次；用拇指指腹轻揉孩子龟尾，揉200次。

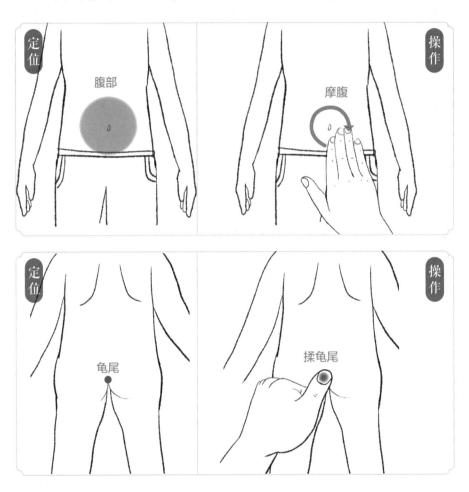

想要孩子长得高，睡眠一定要好

研究表明，人体的生长激素在白天处于低水平分泌状态，在夜间11点、12点时达到分泌高峰，但此时孩子必须处于深度睡眠状态，才有利于生长激素发挥作用。所以，如果孩子迟睡，就会影响生长激素的正常分泌。要改善孩子的身体发育，需要保证孩子有充足的睡眠。而要保证孩子有高质量的睡眠，父母日常要做的有以下几点。

◎ 给孩子营造良好的睡眠环境

良好的睡眠环境包括柔软舒适的床铺、空气流通的房间，没有光线、噪声的刺激等，可以让孩子入睡更容易，睡得更香甜。

◎ 保持放松心态

睡前避免让孩子看刺激性的电视节目或者玩电子游戏，让孩子睡前放松心态，不带负担地愉快入睡。

◎ 不能吃得太饱

孩子晚上吃得太撑，就会消耗大量的能量来消化食物，极大地影响睡眠。有时候吃多了还有可能导致肠胃不舒服，孩子想入睡就更难了。

◎ 保持规律的睡眠时间

让孩子养成规律的睡眠习惯，尽量每天都在相同的时间上床睡觉和起床，培养孩子的生物钟。

◎ 建立睡前习惯

在睡觉前30分钟左右让孩子进行一些放松活动，如泡个热水澡、读书、听轻音乐等，这有助于孩子舒缓情绪，更快入睡。

每晚这样做，孩子睡得更香

孩子睡觉不太好，父母可以尝试每天花5分钟时间，在睡觉前给孩子推一推、按一按，健脾消食，放松身体，能让孩子更快入睡，睡觉更安稳。

扫一扫 看视频

补脾经 安神定志，消食导滞，让孩子睡得香

定位： 在拇指桡侧自指尖至指根处。

操作： 用拇指自孩子拇指指尖推至指根，推300次。

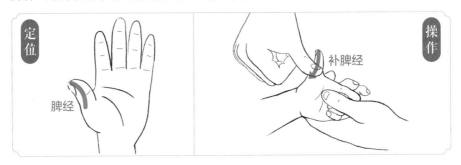

定位　脾经

操作　补脾经

清心经 清热凉血，安神宁心，用于缓解孩子情绪烦躁、睡眠质量不高等

定位： 中指掌面末节。

操作： 用食指或中指指腹自孩子中指掌面末节横纹起向指尖方向推100~500次。

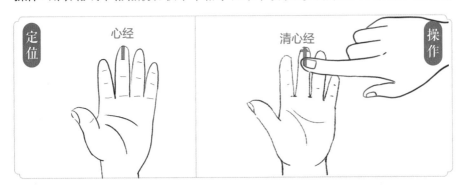

定位　心经

操作　清心经

清肝经 疏肝解郁，可缓解抑郁、焦虑、紧张等情绪，让孩子轻松入睡

定位： 食指掌面末节。

操作： 用食指或中指指腹自孩子食指掌面末节横纹起向指尖方向推100~500次。

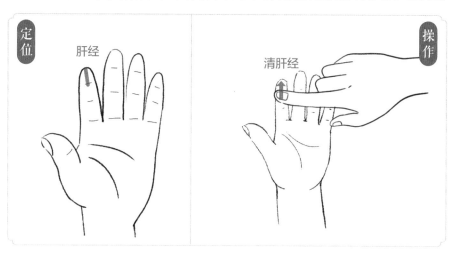

揉小天心 清心安神，多用于小儿抽搐、夜啼等

定位： 在手掌根，大小鱼际交接凹陷中。

操作： 用拇指顺时针揉孩子小天心300次。

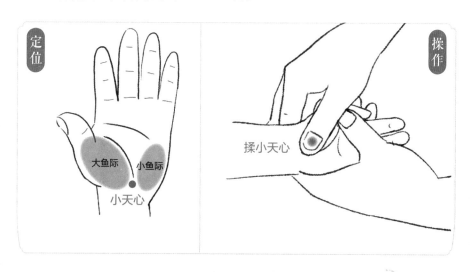

推印堂　明目通鼻，宁心安神，促进睡眠

定位：两眉头连线之中点。

操作：用食指和中指指腹自孩子印堂螺旋状往上推至额头，推20~30次。

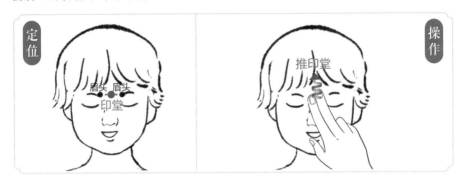

揉丹田　理气化滞，疏利肠腑，增强身体机能，助眠

定位：在小腹，肚脐下2.5寸处。

操作：用食指或中指指腹揉孩子丹田，顺时针揉100~200次。

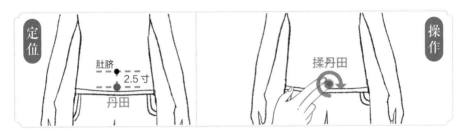

按揉三阴交　调经络，活血脉，健脾胃，安神助眠

定位：内踝尖直上3寸处。

操作：用拇指或食指指腹按揉孩子三阴交，按揉100~300次。

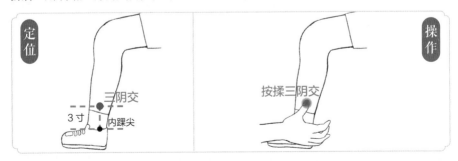

运动是增高的好途径

🏺 动以补脾，是有效且不花钱的长高方式

人的身体是需要激活的，适当的锻炼可以提高孩子的新陈代谢，激发身体活力。孩子动起来，能大大提高脾的功能。孩子脾好，就吃得好，营养吸收充足，人身之本元就充足，身体强健，自然就会长个子。

🏺 父母以身作则，让孩子爱上运动

运动对孩子的好处是不言而喻的，父母要做的就是鼓励孩子多进行户外活动，让孩子有空的时候就外出跑步、跳绳，或者和小伙伴一起打篮球、踢足球。另一方面，父母要多和孩子互动，比如一起去公园放风筝，去游乐场玩器材等。父母以身作则，为孩子创造运动的氛围，带动孩子喜欢运动。

🏺 推荐伸展性和开放性运动

孩子的活动应当选择轻松活泼、自由伸展和开放性的项目，比如游泳、舞蹈、羽毛球、单杠、跳绳、双手摸高（树枝、篮板、天花板等）、双腿跳等。而那些负重、收缩或压缩性的运动，比如举重、举哑铃、摔跤等，对孩子的身高增长是不利的。

从5岁开始，孩子就要进一步提高运动强度，运动方式也要更多样。孩子可以做一些伸展性的运动，比如健身操，也可以增加一些弹跳性的活动，比如原地跳、摸高等。

⚱区分生长痛与运动损伤

在任何运动过程中，父母都要注意给孩子做好运动防护，防止运动劳损。要注意保护好膝关节，因为只有关节软骨健康，才能促进孩子长得更高。如果孩子长得比较快，比如一年长8~10厘米，他的膝关节可能会有胀痛感。在排除其他问题之后，父母会发现那是生长痛，也就是孩子的骨骼长得比较快，骨膜的牵拉会引起膝关节的痛感，这是很正常的。

但是，如果因运动强度太大或者运动姿势不正确导致膝盖疼痛，那就说明孩子的软骨可能受损了。因为膝关节的"原装"软骨只有一副，想要运动，离不开膝盖，所以父母要特别注意保护孩子的关节软骨。

在运动前，要让孩子充分地热身，提高关节灵活性。鞋子要有良好的缓冲性能和支撑能力，减轻对膝关节的压力。同时，运动时间不要过量，每周3~5次，每次30分钟。

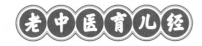

对于5岁以上的孩子，推荐的运动是跳绳。跳绳很简单，容易上手，容易坚持，很有节奏感，最重要的是，它能促进孩子手脚协调，促进智力发育。另外，跳绳对场地没有限制，如果室外空气不好，室内跳绳也是很方便的。跳绳一般可每周4次或5次，每次15~30分钟。

捌

难缠的湿疹，
健脾祛湿是关键

水湿滞留体表，是孩子湿疹的根源。本章将全方位指导父母了解湿疹的诱因与护理要点，并分享4款健脾食疗方及中药洗剂，内调加外养，帮助父母轻松驱除"湿毒"，让孩子远离湿疹困扰。

水湿积于体表，就会引发湿疹

湿疹与体内湿气有关

中医认为，湿疹与体内湿气重是有一定关系的，而脾的功能与湿气的产生密切相关。脾主运化，当脾的功能下降、运化水湿的能力失调，就会导致水谷难消，水湿没有办法从正常的途径代谢出去，停留在人体内。这种"湿"滞留在脾胃会影响消化功能，可能导致厌食、腹胀；水湿泛于肌肤体表，则可能导致湿疹的发生和反复出现。

孩子皮肤娇嫩，若在双颊、颈部、前额及头皮部位看到泛红的疹子，就有可能是小儿湿疹。婴儿和不足2岁的孩子，湿疹往往发生在手臂和腿的前侧、脸颊或头皮处，又称奶癣。

湿热内蕴型湿疹，孩子爱出汗、便秘

如果孩子平时怕热，或者出汗较多、容易便秘，那么他的体质是偏于阳盛。阳盛的孩子往往偏食鱼虾肉蛋。或者哺乳妈妈吃鱼虾肉蛋、辛辣之品较多，就容易导致孩子的脾胃受损，运化失常，水湿内停，郁久化热，湿热互结壅于孩子的肌肤，影响气血运行，进而引发孩子湿疹。

脾虚湿阻型湿疹，孩子爱腹泻、厌食

如果孩子常常腹泻、腹痛、厌食、体形较瘦，那么他有可能是脾胃素虚。脾胃素虚的孩子往往饮食失节。孩子脾胃受伤，进而导致脾失健运，全身的水液得不到运输，水湿蓄积，停滞于体内，浸淫在皮肤肌表，进而引发孩子湿疹。

湿疹的3种类型

湿疹最明显的特征就是瘙痒，所以宝宝常常会因搔抓而造成结痂、渗出液、脱皮的状况。湿疹的发病原因比较复杂，孩子的年龄不同、皮损的部位不同、生活的环境季节不同，导致湿疹的表现也是多样性的，主要可分成3种类型。临床上，湿疹的分型并不是那么绝对，以下3种类型可能同时出现在一个孩子身上。

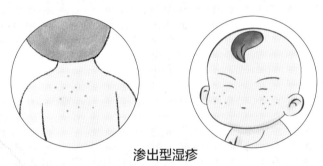

渗出型湿疹

多见于3~6个月的肥胖孩子，两颊可见对称性米粒大小红色丘疹，伴有小水疱及连成片状红斑，有破溃、渗出、结痂，常伴随瘙痒，以致搔抓出带血迹的抓痕及鲜红色湿烂面。如果治疗不及时，可泛发到全身，并继发感染。

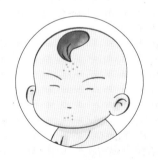

脂溢型湿疹

多见于3个月以内的孩子，前额、双颊、眉间皮肤潮红，覆有黄色油腻的痂，头顶是厚厚的黄浆液性痂。额下、后颈、腋下及腹股沟可有擦烂、潮红及渗出，也被称为脂溢性湿疹。

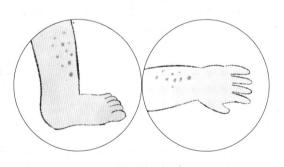

干燥型湿疹

多见于6个月到1岁的孩子，表现为面部、四肢、躯干外侧斑片状密集小丘疹、红肿，硬性糠皮样脱屑及鳞屑结痂，无渗出，又称为"干性湿疹"。

湿疹有三怕：怕热、怕湿、怕干

怕热，孩子穿衣要适当

很多父母总是怕孩子冷着、冻着，于是就给孩子穿得里三层外三层。殊不知，孩子代谢比较快，体温调节中枢的功能尚未发育完善，体温往往比成年人要高，也就是说，孩子的身体很容易感觉到热。给孩子穿太多的衣服，容易让孩子整天出很多汗，汗液中的代谢物会对皮肤造成一定的刺激，容易激发湿疹，加重瘙痒。

怕湿，孩子不要频繁洗脸、洗澡

有些父母每天都会给宝宝洗澡，宝宝的小脸一天也要洗好几次，这样不利于湿疹的治疗。给宝宝洗澡，水温不要太高，不要使用碱性的沐浴液和香皂。洗澡的频率建议每周3次或4次，水温以37~38℃为宜，时间控制在10分钟左右。唾液和奶对宝宝口周皮肤有保护作用，可促进湿疹愈合。父母如果经常用香皂和水洗孩子口周，则不利于湿疹的治疗。

怕干，孩子每天要涂润肤霜

需要注意的是，并不是所有的润肤霜都适合有湿疹的孩子使用。一些润肤霜的成分可能会刺激皮肤，加重湿疹的症状。因此，父母在选择润肤霜时，要尽量选择温和、无刺激、适合孩子使用的产品。宝宝皮肤干燥，皮肤上的细小裂纹会导致皮肤对疾病的抵抗力减弱，更容易加重湿疹。每天坚持为宝宝涂抹保湿效果比较好的婴儿润肤霜，能保护宝宝皮脂，增强宝宝皮肤对疾病的抵抗力，让湿疹早日痊愈。

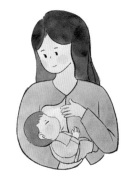

如果孩子患湿疹期间还在吃母乳的话，那妈妈在饮食上需要避免食用腥发食物，比如鱼、虾等，以免腥发食物通过乳汁对孩子的湿疹造成影响。

湿疹与痱子如何区分

湿疹与痱子的区别

湿疹和痱子虽然看上去都是红点点，但它们病因不同，治疗用药和方法也不一样。因此，快速分辨湿疹和痱子，对症下药，疾病才能好得快。

湿疹与痱子对比

病症	病因	发生时间	发生部位	形态
湿疹	主要是一种过敏反应，孩子对某些物质，如奶类、鸡蛋、鱼、虾等敏感性更高，或者有时吸入粉尘、花粉，吃番茄、橘子等，过敏导致湿疹的发生。母乳喂养的孩子，妈妈进食容易引发过敏的食物，孩子吃了乳汁，也容易出现湿疹	四季可发，刚出生几周的孩子最容易起湿疹	主要发生在面颊、前额、眉弓、耳后和阴部	开始时皮肤发红，有针头大小的红色丘疹，严重时可出现小水疱，常融合成片
痱子	孩子出汗多，汗液排出不畅，潴留于皮肤内引起的汗腺周围发炎。炎热夏季，较胖的孩子大哭大闹，或父母较长时间抱着孩子时，孩子很容易生痱子	主要发生于夏季	主要发生在出汗较多的部位，如小儿的颈、肘弯、腿窝、胸背和头面部	本质是汗腺轻度发炎，红色丘疹中央有小白点，常突然出现并迅速增多

湿疹和痱子的预防措施

预防湿疹要注意选择宽大舒适的纯棉内衣，不给孩子穿羊毛织品；室内温度不宜过高；合理喂养，避免接触过敏原；孩子患湿疹期间应避免接种各种疫苗，防止发生副作用。

预防痱子最重要的是保持皮肤的清洁和卫生，勤洗澡，勤换衣。洗澡水中可放入适量的花露水，起到杀菌、消炎、止痒的作用。洗完澡后，可在易发作部位搽些痱子粉。

妈妈适当忌口，可缓解婴幼儿湿疹

妈妈摄入易过敏食物，可诱发婴儿湿疹

很多妈妈在怀孕和哺乳期这两个阶段，为了保证营养的摄取，会大量食用鱼、虾、牛奶、鸡蛋等高蛋白食物，这些食物中的过敏物质会通过乳汁进入婴儿体内，易使婴儿患湿疹。研究表明，妈妈在怀孕和哺乳期的饮食结构是婴儿湿疹发生的重要诱因之一。

牛奶及奶制品易引发过敏

牛奶及奶制品是孕妇、乳母、婴幼儿最常见的食物，其含有的乳清蛋白和酪蛋白是引起婴幼儿食物过敏最常见的过敏原。研究发现，妈妈在妊娠晚期大量摄入牛奶可能会提高新生儿湿疹的发生率。

如果婴幼儿对牛奶蛋白过敏，对于母乳不足的妈妈来说，建议在14天内给宝宝补充低敏牛奶蛋白。

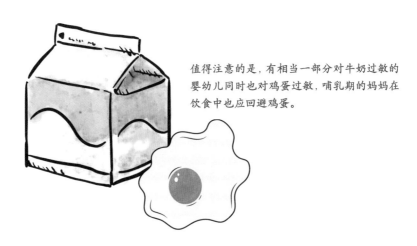

值得注意的是，有相当一部分对牛奶过敏的婴幼儿同时也对鸡蛋过敏，哺乳期的妈妈在饮食中也应回避鸡蛋。

🍐 坚果、谷物、鸡蛋易引起过敏

花生、小麦等也可引起人体的过敏反应，这种过敏反应经常出现在婴幼儿早期，并伴随一生。研究发现，对牛奶或鸡蛋过敏的妈妈如果在妊娠期间摄入花生，会在一定程度上增加婴幼儿过敏的风险；如果妈妈对牛奶或鸡蛋不过敏，那么其在妊娠初期食用较多的花生可降低婴幼儿发生过敏的概率。

此外，妈妈在妊娠期适量增加小麦的摄入量可以降低婴幼儿发生小麦过敏的风险。对于已经发生湿疹的婴幼儿，在辅食中应适当减少含谷类蛋白质的食物。如果婴幼儿对牛奶过敏，那么其也应该谨慎食用谷物。

🍐 脂类的摄入可以减轻过敏反应

脂类食物主要包括植物油、油料作物种子及动物性食物等。脂类食物中含有的多种饱和、不饱和脂肪酸，不仅能为人体提供能量，还会影响人体免疫系统，进而影响人体对食物的过敏反应。

研究表明，妈妈在妊娠期间补充不饱和脂肪酸可以大幅度预防婴幼儿食物过敏反应的发生，或减轻过敏的严重程度。

🍐 维生素缺乏或滥用也会导致过敏

维生素（包括维生素A、B族维生素、维生素C、维生素D、维生素E等）缺乏，会影响过敏性疾病和支气管哮喘的发病率。对于婴幼儿来说，补充维生素的时间与其发生食物过敏的风险相关。宝宝出生3~6个月内补充维生素，会增加发生食物过敏的风险。

因此，建议妈妈妊娠期间保证维生素D的摄入，适量多吃三文鱼（熟）、菌菇、动物肝脏等。同时，避免宝宝在出生6个月内补充其他维生素或复合维生素，以降低其发生食物过敏的风险。

4款食疗方，健脾祛除湿疹

中医认为，孩子的湿疹与脾胃功能失调有一定关联。孩子脾胃不好，会影响身体的抵抗力，容易导致并加重湿疹。下面几款简单易做的食疗方，可以帮助孩子健脾祛除湿疹。

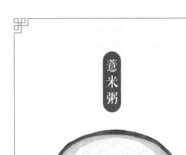

薏米粥

原料：薏米30克，生粉、冰糖、桂花各适量。

做法：薏米洗净煮粥，薏米烂熟时加入生粉、冰糖、桂花调味。

功效：清热利湿，健脾和中。

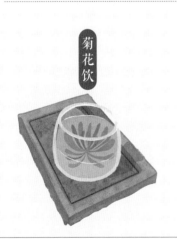

菊花饮

原料：菊花5克。

做法：开水冲泡，当茶饮用。

功效：清热，散风，解毒。

原料：粳米30克，鲜荷叶1张，白糖适量。

做法：荷叶洗净备用。粳米煮粥，粥熟时，取荷叶，覆盖粥上，再微煮一会儿，揭去荷叶，粥成淡绿色，加适量白糖调匀。

功效：清暑热，利水湿，散风解毒。

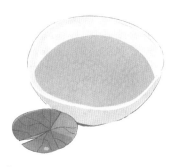

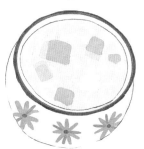

原料：粳米30克，冬瓜150克。

做法：冬瓜洗净，去皮切块，与粳米同煮成粥即可。

功效：清热利湿，解毒生津。

中药洗一洗，湿疹去无踪

湿疹渗液多，宜外洗及湿敷

可用地榆、黄柏、金银花、马齿苋、千里光、黑面神、火炭母等，选2~4味各30克，水煎待温或冷后，外洗及湿敷；也可用绿茶煎水湿敷。此外用方法经过多次临床验证，比较安全可靠，不用担心会给孩子带来副作用，父母可以放心使用。

湿性湿疹渗液少，可用麻油调搽

经外洗及湿敷，渗液已很少或无渗液时，或湿敷间歇期，可用青黛散或黄连粉加麻油调搽（粉与油的比例为1:4或1:3）。

干性湿疹，用润肤霜外搽

干性湿疹，可用润肤霜外搽，也可酌情使用三黄洗剂或炉甘石洗剂外搽。

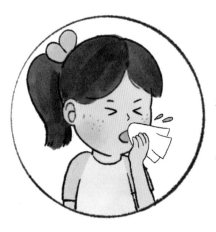

取一张干净的棉柔巾，用中药水浸湿，拧至不滴水，可以让孩子自己拿着，敷在脸上有湿疹的地方。

玖

腺样体肥大，
调好脾肺可避免手术

腺样体肥大不仅会让孩子呼吸不畅，还会影响孩子五官形态，导致腺样体面容，对孩子身心不利。本章将帮助父母了解导致孩子腺样体肥大的元凶，以及快速判断的方法。让父母明白手术并非治疗腺样体肥大的唯一出路，通过中医食疗、推拿手法等可缓解病情，避免手术。

什么是腺样体肥大

腺样体频繁御敌，就会出现"过劳肥"

腺样体肥大的孩子有一个别称，叫"打鼾娃"。腺样体的主要功能是把细菌、病毒阻挡在上呼吸道部位，让细菌、病毒难以入侵人体。可以说，腺样体是呼吸道这条"十字路口"的"守护神"，是第一道防御屏障。细菌、病毒经常来犯，腺样体抵御次数过多，就会出现"过劳肥"。腺样体肥大主要是局部炎症反复刺激引起的，如上呼吸道感染、急慢性鼻炎、鼻窦炎、扁桃体炎等。腺样体肥大，不仅影响孩子的呼吸、睡眠等，更影响孩子的面容。

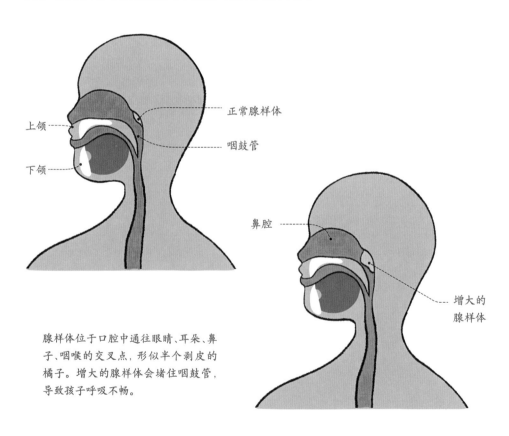

上颌

下颌

正常腺样体

咽鼓管

鼻腔

增大的腺样体

腺样体位于口腔中通往眼睛、耳朵、鼻子、咽喉的交叉点，形似半个剥皮的橘子。增大的腺样体会堵住咽鼓管，导致孩子呼吸不畅。

⚕ 有以下情况，须立即就医

如果发现孩子有以下这些情况，父母就要警惕了，赶紧带孩子到医院检查一下是不是腺样体肥大。

❶ **鼻部症状**：鼻塞、鼻音、打鼾、呼吸声重或张口呼吸。

❷ **咽喉症状**：咳嗽、咽喉不适、喉中有痰、清嗓。

❸ **耳部症状**：耳鸣、耳朵闷胀或疼痛、听力下降。

❹ **腺样体面容**：颌骨变长、腭骨高拱、牙列不齐、上切牙突出或者唇厚，俗称"龅牙"。

❺ **全身症状**：除了上面的局部表现，严重的腺样体肥大还可能导致慢性缺氧，影响大脑的发育，使孩子出现记忆力、智力等方面的问题。长时间缺氧还会影响孩子的生长发育，让孩子长不高。

⚕ 腺样体面容会大大降低孩子颜值

腺样体肥大导致的长期口呼吸，会严重影响孩子的面部容颜，有个专业的词叫"腺样体面容"。因此，提前关注口呼吸这个问题，对孩子的身心健康是有益的。

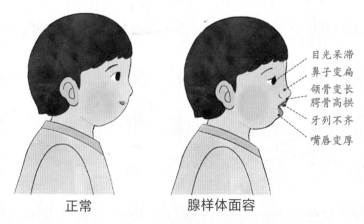

目光呆滞
鼻子变扁
颌骨变长
腭骨高拱
牙列不齐
嘴唇变厚

正常　　　　　　腺样体面容

腺样体面容导致孩子面部非常不美观，上切牙前突，龅牙，嘴唇厚，下巴缩短，面部表情不生动。

口呼吸是速判腺样体肥大的标准

🍼 2个方法，教父母快速分辨口呼吸

不少父母会问，有没有什么方法可以让父母快速判断孩子是否腺样体肥大呢？有！记住这一条：口呼吸！ 如果孩子在没有任何疾病的前提下，出现持续性张口呼吸，就可以初步判定为腺样体肥大。但要明确一点，孩子张嘴睡觉不等于口呼吸。

纸条判断法

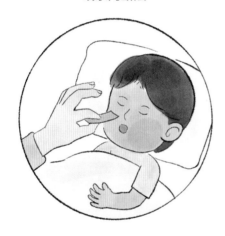

孩子睡着后，撕一张纸条，分别放在孩子的嘴巴和鼻子前，看看小纸条的飘动情况。嘴巴前飘动厉害代表孩子在用口呼吸，鼻孔前飘动厉害代表孩子在用鼻呼吸。

闭嘴法

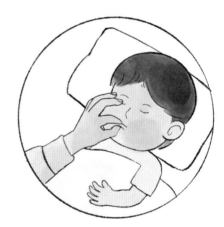

当孩子睡着后，试着用手将他的嘴巴闭起来。如果孩子明显难受，那很有可能存在上呼吸道阻塞问题。

一般情况下，打呼噜、口呼吸症状出现2周以内，可能是感冒造成的。若超过2周，就有存在腺样体肥大的风险了。

喂养不当和伏邪是腺样体肥大根源

🫐 营养太充分会害了孩子

在一些父母看来，孩子要是有一天少吃一点儿，或者哪样不爱吃，就担心孩子偏食、缺营养。很多父母对"营养"有着深深的执念，拼命给孩子喂食，才能缓解自己的焦虑。殊不知，这样恰恰对孩子是有害的，这种心态实在要不得。

◎ 填鸭式喂养，不注意区别孩子的体质

每个孩子体质不同，对于饮食的需求量和食物消化能力是不同的。但是许多父母按照某个标准，生搬硬套地给孩子补充各种营养，比如每天的奶量、水果量、荤食量一定要多少，从来不管孩子的身体能不能接受。

◎ 过度喂养导致孩子积食

不考虑孩子的消化能力，过度喂养，导致孩子积食内热。热积压在身体内，火热上扰，孩子就会反复生病，导致扁桃体肿大、腺样体肥大、体质变差等问题。

◎ 饮食无度，是孩子亚健康的罪魁祸首

现在的孩子不缺吃，缺的是饮食有节。经常暴饮暴食，只吃单一食物，会让孩子的消化系统过度负荷，营养不均衡，影响生长发育。选择适合孩子体质的饮食结构，才是健康的吃法。如果孩子越养身体越差，父母一定要注意喂养方式是否正确。

长期潜伏在体内的病邪

腺样体肥大的孩子，体内长期潜伏着寒、湿、热、痰等病邪，正气被这些病邪过量消耗，容易导致孩子反复生病。潜伏的病邪主要来自以下3个方面。

❶ 孩子生病时，虽然症状消失了，但病邪还藏在体内，简单来说就是病没好透。

❷ 长期饮食不节制，导致病邪日积月累，潜伏日深。

❸ 生病时不忌口，病好后过度补充营养，导致病邪不能根除。孩子生病时，或生病刚刚好的时候，身体还很弱，消化能力不足，一定要饮食清淡，少吃生冷、油腻的食物。父母不要盲目给孩子补充营养。

中医小讲堂

5件事不注意，腺样体肥大就会缠上孩子

❶ 感冒时间长，不及时就医。感冒超过1周不好，父母仍然没有带孩子就医。

❷ 不注重饮食搭配。家中荤菜偏多，孩子蔬菜、水果吃得少。

❸ 缺少体育锻炼。孩子总窝在家里，坐在桌前看书学习，很少参加户外活动。

❹ 没有预防感染的意识。流感等传染病高发季节父母仍旧带孩子到人群密集的地方活动，并且不戴口罩。

❺ 不及时给孩子清理鼻腔。孩子鼻塞流涕时父母没及时清洗，致使孩子反复感冒。

病灶在鼻，病根在脾

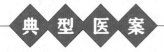

典 型 医 案

曾经有一个6岁女孩的妈妈找到笔者。她说，女儿近2年身高、体重增长缓慢，目前身高106厘米，体重仅16千克。孩子常常没有食欲，爷爷奶奶爱强迫喂食，有时候吃饱了会呕吐；大便干硬，呈羊屎蛋状。1年前，女孩做了腺样体切除手术，出院后一直在家休养调理。但是孩子的体质并没有因腺样体的切除而好转：鼻炎、支气管炎反复发作；早晨起床后会鼻痒打喷嚏、咳嗽带痰；运动后容易出汗、气喘。孩子一直在吃药，饮食也很清淡，素食少肉。即使这样，孩子的病情仍时时反复，月头好了月尾又来，妈妈实在不知该如何为女儿调理，为此焦虑不已。父母和孩子如果遇到这样的难题，该如何解决呢？

🜚 术后恢复不佳，根本原因在脾胃

首先来看一下这个孩子出现的问题。

❶ 身高、体重增长缓慢。

❷ 家人经常强迫进食，孩子饱食后易出现呕吐。

❸ 睡眠时伴有声音。

❹ 口气较重，大便偏硬，有时呈羊屎蛋状。

❺ 曾做过腺样体切除手术，术后鼻炎仍有反复发作。

孩子腺样体肥大，症状主要表现在鼻和腺样体，而实际引起孩子不适的根本原因在脾胃。父母一味强喂高蛋白、高营养、高能量的食物，大大超出孩子脾胃的吸收能力，食物淤堵在脾胃，导致脾胃气机不畅。而孩子脾胃运化能力较弱，易造成积食，进而形成胃热，也叫胃火，胃火长期向上熏蒸咽喉部，导致扁桃体发炎、腺样体肥大等问题。

反复鼻炎，主要原因是脾肺俱虚

案例中的孩子反复发生鼻炎、支气管炎，是脾肺俱虚的表现。因为脾虚运化无力，水湿停滞，所以孩子鼻炎反复发作，出现鼻塞、流涕、打喷嚏等症状，鼻涕倒流刺激咽喉部，导致孩子咳嗽不止。

孩子反复生病，是脾胃长期受累，影响后天之本

孩子吃进去的食物不能被脾胃运化吸收，就会停滞在脾胃形成积食，在这样的基础上，父母仍强行哄喂，只会加重孩子积食。积食入里化热，肠道糟粕必然内耗津液，继而出现大便偏硬、羊屎便的情况。久而久之，饮食不能吸收变化为气血，孩子身高、体重自然增长缓慢。

案例中的孩子本就脾胃虚弱，腺样体切除手术后，孩子的体质更是"虚上加虚"，因此把虚弱的脾气扶正，强健脾胃才是根本之道。只要脾胃的状态有所改善，鼻炎、支气管炎自然能缓解，体质也会变强。

手术不是治疗腺样体肥大的唯一方法

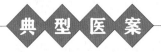

一名4岁男孩治疗前的主要症状为反复鼻塞、睡眠打鼾、张口呼吸，没有明显的呼吸暂停，白天精神尚可，无头晕头痛。经过小儿推拿、耳穴压豆加口服中药等中医方法治疗1个月后，孩子打鼾等症状明显好转；治疗3个月后，孩子腺样体肥大堵塞后鼻孔，从原来的90%缩小至70%，鼻塞、打鼾等症状完全消失。

上述案例中的男孩虽然腺样体肥大阻塞达90%，但经过临床检查，他没有明显的缺氧表现，这种情况就可以尝试用中医方法保守治疗。结果证明，保守治疗效果比较理想。

腺样体阻塞高于80%，可以考虑手术治疗

腺样体肥大包括生理性肥大和病态性肥大两种。

腺样体增生是儿童生长发育期的正常生理现象，属于生理性肥大，一般在孩子长大后会自然消失。只要腺样体肥大阻塞不超过50%，没有严重影响孩子的生活，一般不建议做手术。

堵塞达到80%以上，孩子出现睡眠堵塞、呼吸暂停、腺样体面容，这就是病态性肥大了，父母需要高度重视。对于腺样体病态性肥大，如果保守治疗达不到理想效果，就要考虑手术治疗。

儿童腺样体手术可能带来哪些危害

❶ 手术需要全身麻醉，可能会对有些孩子的身体造成伤害。

❷ 手术瘢痕可能会引起孩子咽部不适，使孩子咽部出现干涩、异物感、隐痛等长期不愈的小毛病。

❸ 腺样体切除并不是一劳永逸的，有复发的可能。

❹ 切除了腺样体，局部对病菌的抵抗力大大降低，如果接触到高浓度病毒和细菌，就容易引起上呼吸道感染，甚至对肺部造成威胁。

中医保守治疗腺样体肥大，效果很不错

孩子虽然腺样体肥大，但没有明显缺氧表现，就可以尝试用中医方法治疗。用中医方法治疗孩子腺样体肥大，不但能够明显缓解腺样体肥大的症状，还能从整体上提高孩子的体质，实现标本兼治。真可谓疾病虽小，包罗万象；病在局部，治从全身。

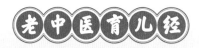

对腺样体肥大可以采用保守治疗和手术治疗两种方案。不是所有的腺样体肥大都要手术治疗，不建议父母一看到孩子腺样体肥大就手术切除。多数孩子，尤其是3岁以内的孩子，要根据检查和孩子的症状选择具体的治疗方法。导致腺样体肥大的根本原因是孩子体质差、免疫力低下，归根结底是本虚。除在医院积极治疗之外，家庭护理也是不可缺少的。两者协同配合，才能达到最佳效果，疾病不易复发。

消积食调脾肺，病情不易复发

🍐 10秒判断孩子是否积食

脾虚的孩子运化能力差，很容易积食。父母可每天用"10秒判消化"的方法，判断孩子是否积食。如果积食，就要控制饮食，同时采取多种方式助消化。

◎ 观舌苔

正常的舌苔应该是薄白苔、淡红舌、舌体正常。如果孩子的舌苔又厚又白，甚至发黄，就代表积食了。

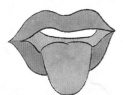

正常舌苔表现为薄白苔、淡红舌。

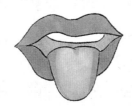

舌苔厚腻通常表示脾胃湿热或肠胃积滞。这种情况可能会导致孩子出现口干、口黏、痰多烦躁、腹部胀满、大便干结等症状。

◎ 闻口气

口气就是胃气，如果孩子漱口后口气还是又酸又臭，那就可能是积食了。除了有口气，孩子还会出现打嗝、嗳气的症状。

◎ 查大便

正常、健康的大便软硬适中、表面光滑、呈香蕉状，不会特别酸臭。如果孩子大便硬结、有泡沫、有奶瓣、溏湿、不成形等，就可能是积食了。

◎ 看睡眠

胃不和则卧不安，如果孩子晚上睡觉出现哭闹、翻来覆去、大汗、磨牙、趴睡等情况，也可能是积食了。

⚇ 长期饮食调理，改善孩子体质

腺样体肥大的饮食调理是一个长期的过程，不会立竿见影，只有在减轻腺样体肥大症状的同时，从根本上调理孩子的体质，才能让腺样体肥大不再频繁复发。

调理积食的目的是健脾补肺，前面说过，腺样体肥大的孩子之所以食积郁结化热、胃火旺盛，是因为脾的能力虚弱。胃火是虚热，因此切忌随意食用凉茶和寒凉食物，否则会进一步损伤脾胃。可以给孩子用下面这道蜂苓汤来养阴生津、健脾益胃。

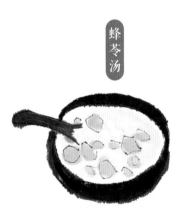

蜂苓汤

原料： 陈皮、桃仁各3克，茯苓、白术各10克，蜂房5克。

做法： 上述药材一同泡水15分钟后，大火煲开，再小火煲30分钟。

用法： 每周用1~3剂，可连用1~3周。

宜忌： 2岁以上孩子辨证服用。

腺样体肥大孩子的饮食"黑名单"

很多父母带孩子就诊的时候都会习惯性地问笔者："要不要忌口？平时在家能吃什么？"其实腺样体肥大是需要忌口的。因为腺样体肥大的孩子体质偏弱，阳气不足，大部分是过敏体质，对疾病的抵抗力差，容易生病，所以饮食上更要注意调理，尽量少吃或者不吃下面几类食物。

◎ 忌食寒凉、生冷食物，以免损伤阳气

脾常不足的孩子，脾胃功能本就虚弱，腺样体肥大的孩子更是如此。这类孩子长期脾虚，再进食寒凉、生冷食物，会损伤阳气。因此，腺样体肥大的孩子要尽量少吃或者不吃寒凉、生冷食物，夏季时忌吃冷饮，更不能喝凉茶或食用清热解毒的食材和药材。

寒凉食物有：冬瓜、青瓜、西瓜、豆腐、香蕉、草莓、绿豆、甘蔗、柚子、柿子、罗汉果、沙参、麦冬、百合、冷饮、雪糕等。

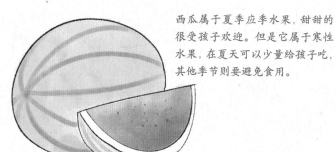

西瓜属于夏季应季水果，甜甜的很受孩子欢迎。但是它属于寒性水果，在夏天可以少量给孩子吃，其他季节则要避免食用。

◎ 忌肥甘厚腻，以免脾虚不消化

长期脾虚的孩子，更难消化肥甘厚腻的食物。如果孩子已经积食郁热，再吃煎炸油腻的食物就会助热，等于火上浇油，让胃热和肺热更加严重。

腺样体肥大的孩子日常饮食应多素少荤，选择容易消化的食物，减少肥甘厚腻食物的摄入，避免吃煎炸、油腻的食物。

◎ 忌吃"发物"和辛辣食物，以免助长肺热和胃火

发物其实是指会导致旧病复发、新病加重的食物，包括腥、膻、辛辣的食物和一些特殊食物。这里的"发"是激发、诱发、助长的意思。腺样体肥大的孩子多是过敏体质，应相对少食或忌食海鲜、羊肉、牛肉等高蛋白的"发物"，避免加重炎症。

另外，腺样体肥大是肺热和胃火往上熏蒸导致的，因此也要减少进食葱、姜、胡椒、韭菜等温热、辛辣食物，以免助长肺热和胃火。

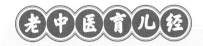

总的来说，要想调理好孩子腺样体肥大的问题，就要在每一天的喂养中顾护孩子脾胃，每天坚持"10秒判消化"，观察孩子的舌苔、睡眠、大便、口气是不是正常的。在日常喂养中，父母要把握这样的原则：按需喂，分量少，种类多，食物软，吃清淡，忌寒凉，七分饱。这样坚持有助于解决孩子腺样体肥大的问题。

巧用推拿，孩子打鼾声不再来

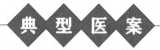

典 型 医 案

某男孩年2岁7个月，因为反复鼻塞、流涕半年来就诊。妈妈说，他平时容易反复感冒，鼻塞、流清涕；夜间睡眠张口呼吸，打鼾，睡眠质量欠佳，翻来覆去；平时易烦躁；吃饭不香，饮水量较少，大便偏干。

通过检查，这个孩子腺样体肥大75%，笔者建议手术。因为家离医院路程较远，这位妈妈提出了自己在家给孩子推拿的想法（这位妈妈之前学习过小儿推拿，且掌握得比较好）。笔者评估了这位妈妈的手法和定位取穴的情况后，就采用一边推拿一边教学的方式，给孩子完成了第一次推拿，并嘱咐家长一周推4次或5次。

一周后，这位妈妈在微信上反馈："这一周一共推拿了4次，看病当天晚上睡觉的时候，孩子打鼾就有好转了。现在夜间睡觉基本不打鼾，但是偶尔会有张嘴呼吸，不过也比之前好了很多。"

笔者叮嘱她一些注意事项之后，这位妈妈继续在家给孩子做推拿。中途孩子得过一次感冒，就诊后，这位妈妈按门诊给的感冒推拿方连续推了3天，孩子的咳嗽基本痊愈，之后继续做推拿。这位妈妈在给孩子推拿调理3个月后，孩子的情况好了很多，只要不感冒，就不会张嘴呼吸，而且感冒的次数也明显减少了。

孩子腺样体肥大，父母用推拿的手法来调理，效果到底如何呢？希望以上这个案例能给父母们一些启发和帮助。

肺是抵挡外邪入侵人体的防护屏障，肺气不足，孩子就容易反复感冒，并引发腺样体增生，因此需要调节肺气，温阳散寒，提高机体免疫力。而脾胃主消化吸收营养物质，好像行军打仗中的粮仓一样，是抵御外邪入侵的有力后勤保障，因此要健运脾胃。只有脾肺同调，才能从根本上使腺样体萎缩，减缓增生。

扫一扫 看视频

🫙 脾肺同调推拿方

定位与操作： 分推手阴阳200次（手阴阳在手掌根，小天心两侧，拇指侧为阳池，小指侧为阴池。具体做法是用两拇指从小天心向两旁分推），逆运八卦300次，清肺平肝（即清肺经和清肝经同时操作）200次，推四横纹200次，揉一窝风200次，揉二人上马（二人上马在手背，无名指与小指掌骨即第4、第5掌骨小头后凹陷中。具体做法是用拇指揉）200次，揉掌小横纹200次，揉板门300次，捏脊3遍。

注意： ①此方仅供参考，因个体差异，如需整体调理方案，建议就医咨询。②疗程为1天1次，10次为1个疗程。症状好转或消失后，还需巩固1~3个疗程。

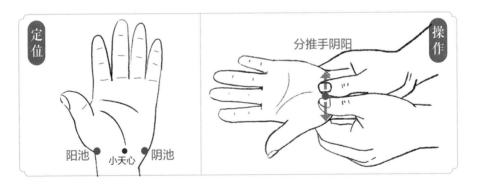

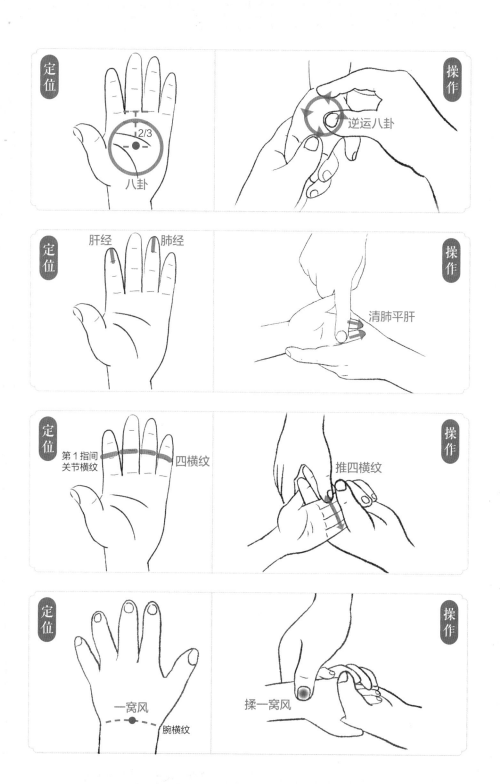

定位　八卦　↑2/3

操作　逆运八卦

定位　肝经　肺经

操作　清肺平肝

定位　第1指间关节横纹　四横纹

操作　推四横纹

定位　一窝风　腕横纹

操作　揉一窝风

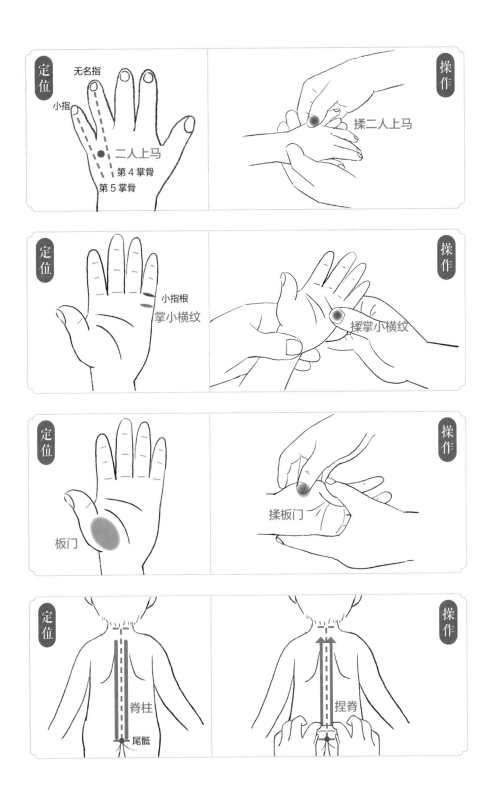

定位

无名指

小指

二人上马

第4掌骨

第5掌骨

操作

揉二人上马

定位

小指根

掌小横纹

操作

揉掌小横纹

定位

板门

操作

揉板门

定位

脊柱

尾骶

操作

捏脊

如果孩子长期鼻塞、打鼾，即使没有达到腺样体肥大的标准，父母也要给予重视，注意调整孩子的饮食和生活习惯，增强孩子的免疫力。父母可以辅以下面的小儿推拿手法，帮助孩子疏通经络，调整阴阳，这样不仅可以减少相应症状的发生，还能起到预防腺样体肥大的作用。

扫一扫 看视频

减少并发症，预防腺样体肥大推拿方

◎ 第一步：外感四法——疏通气机，除风祛邪

开天门

定位：眉心至前发际成一直线。

操作：两拇指指腹自孩子眉心向额上交替直推至发际，称开天门，推100次。

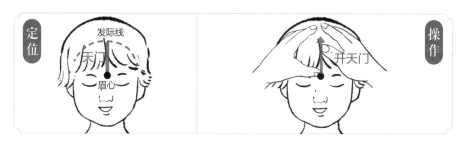

推坎宫

定位：自眉心起至眉梢成一横线。

操作：两拇指指腹自孩子眉心分推至眉梢，称推坎宫，推100次。

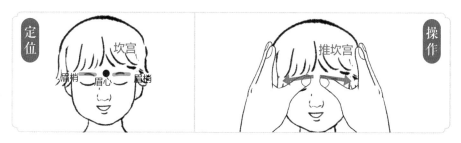

揉太阳

定位: 眉梢后方凹陷处。

操作: 用两拇指、食指或中指指腹揉100次。

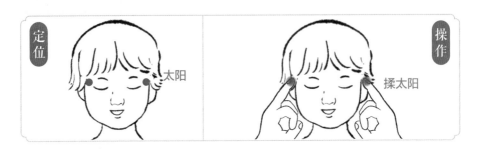

揉耳后高骨

定位: 耳后入发际,乳突后缘高骨下凹陷中。

操作: 用两手食指、中指、无名指、小指托扶孩子头部,用两拇指指腹揉100次。

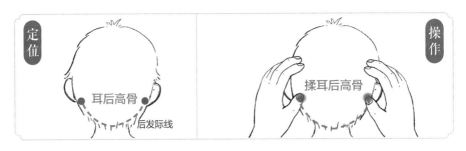

◎ 第二步:鼻部三穴——调整经络,缓解鼻塞

揉迎香

定位: 在鼻翼旁0.5寸,鼻唇沟中。

操作: 用食指和中指指腹揉此穴,揉100次。

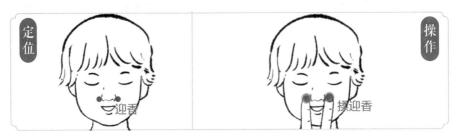

搓鼻

定位：鼻梁两侧，自鼻根至迎香。

操作：双手大鱼际搓热，贴于孩子鼻梁两侧，自鼻根至迎香轻轻摩擦至局部觉热，再用双手食指（或单手食指和中指)指腹自上而下搓鼻子，搓100次。

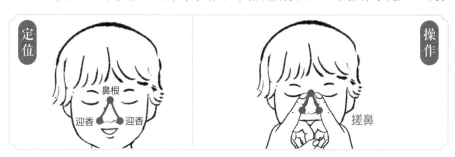

黄蜂入洞

定位：鼻孔。

操作：左手轻扶孩子头部，右手食指和中指指腹轻揉孩子鼻孔，揉50次。

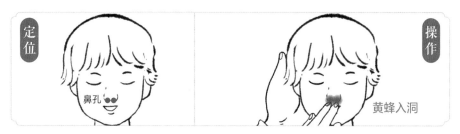

◎ 第三步：补养四经——疏通经脉，健脾养胃补肺

补脾经

定位：在拇指桡侧自指尖至指根处。

操作：用拇指自孩子拇指指尖推至指根，推200次。

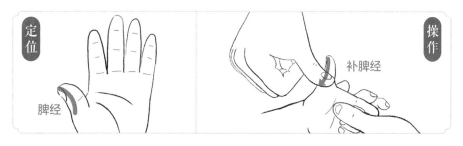

清胃经

定位: 在拇指掌面第1节,也有在大鱼际桡侧赤白肉际处之说。

操作: 用拇指或食指自孩子掌根推至拇指根,称清胃经,推100次。反之为补。

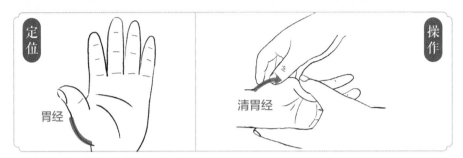

揉掌小横纹

定位: 在掌面,小指根下,尺侧掌纹头。

操作: 用中指或拇指揉掌小横纹100次。

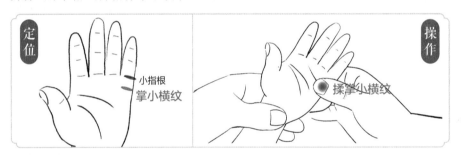

补肺经

定位: 在无名指掌面末节。

操作: 用拇指由孩子无名指指尖推至掌面末节横纹,推200次。

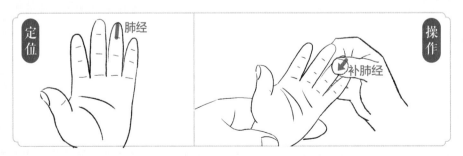

拾

坐卧不安，
运脾调肝见效快

孩子注意力不集中、好动是正常现象，但其背后也可能隐藏着健康问题，父母要关注孩子的日常状态，及时发现并识别贫血、睡眠不足、抽动障碍等潜在问题，防止因忽视而延误治疗。通过饮食养脾安神，结合清心补脾推拿方，可有效提升孩子的专注力。

孩子注意力不集中很正常

🪔 不同年龄段孩子的专注时间是不同的

2岁以下的孩子，常以无意注意为主，他们的注意力很容易受到外界因素的干扰。2~5岁这个年龄段，孩子能保持专注的时间在3~15分钟。

如果孩子在一件事情上很难持续一段时间，一下子就被其他东西吸引，变来变去，而且睡眠不好，比较健忘，性格也很暴躁或者容易冲动，这就是典型的注意力不集中了。

🪔 脏腑发育不完全会导致孩子注意力不集中

经常有父母抱怨：孩子写作业磨磨蹭蹭，多动好动，注意力不集中，有什么方法可以帮助孩子提升注意力？其实，孩子注意力不集中，跟内在脏腑功能关系密切。中医认为，孩子注意力不集中，不能长时间专注，其实是脏腑功能发育尚不完善的正常生理反应。阳主动，阴主静，如果孩子阴静不足，阴阳不能平衡，就会出现注意力不集中的情况。孩子注意力不集中，大多数问题在于心脾两虚兼有肝旺。

🪔 孩子心神弱，心气不足，易注意力不集中

对于小儿，中医有"心常有余"之说。心又为五脏六腑之大主，主明则下安，就是说心作为"君主之官"，心主神明的功能正常，其他脏腑就安定，能够各司其职、和谐配合。因此，孩子具有心神怯弱、易喜、易怒、易惊的特点。同时，孩子心神不定，心气容易耗散，心失濡养则容易导致心神失守，精神涣散，注意力当然难以集中。

脾虚也会导致孩子精力不足

中医认为，脾为后天之本，气血生化之源，小儿"脾常不足"，易脾虚，导致生血不足。心主血，血不充足，则无以养心气，就会出现心气、心阳的虚衰。心气、心阳虚衰了就不能温煦脾阳，鼓舞脾气，导致脾气虚和脾寒的情况更加严重，从而形成恶性循环。因此，临床上常常是心脾两虚的情况同时出现，孩子会有精力不足、兴趣多变、睡眠不实、健忘的表现。

肝旺的孩子则易动

脾土虚了肝木就亢进，孩子就爱冲动，易多动，时间长了，肝阳上亢进一步发展，就会导致肝火上炎、热急生风，也就是中医说的肝风内动。孩子就会有坐不住、注意力不集中、动来动去的表现。

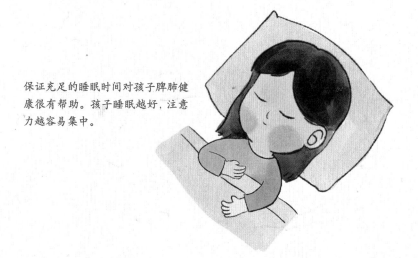

保证充足的睡眠时间对孩子脾肺健康很有帮助。孩子睡眠越好，注意力越容易集中。

🥄 父母不要打断孩子正在做的事情

有时孩子正玩得开心，父母却不停地在旁边打断：该喝奶了，该睡觉了，地上太脏不能爬……有的父母会把熟睡中的孩子叫醒，只因为到了该吃奶的时间。

专注是一种习惯，2岁是孩子专注力培养的关键期。如果父母不自省，总是干扰、打断孩子做事，时间长了，孩子的注意力自然不集中。

中医小讲堂

家庭环境会影响孩子专注力

父母关系不和谐，家庭氛围紧张或者频繁地责骂批评孩子，会导致孩子情志受损，容易出现注意力不集中的情况。因此，父母应该反省和注意自身行为，保持良好的家庭氛围，多鼓励孩子。孩子的专注力不是教育出来的，而是"保护"出来的。

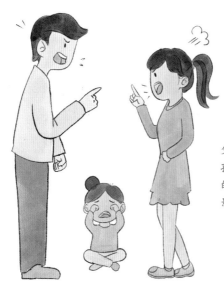

父母经常当着孩子的面吵架，会让孩子心理压力变大，认为都是自己的原因导致爸爸妈妈不高兴，从而影响注意力和睡眠质量。

查查孩子是否贫血

贫血表现一：孩子注意力集中度低

父母可以观察一下自己的孩子，在做一件事的时候，是否很容易就分散注意力。如果是这样的话，父母先不要责怪孩子，可以给孩子多补充点儿铁含量高的食物，比如蛋黄、牛肉、猪血等。过一段时间再观察一下，如果食物没有办法帮助孩子补铁，再带孩子去医院检查微量元素，部分孩子微量元素检查结果在正常范围，但是微量元素的利用率低，这个时候需要找专科医生及时就诊，千万不能够拖延。很多时候，孩子微量元素摄入不足，引起贫血，而父母又不在意，没有及时采取措施，于是影响孩子的生长发育，导致孩子智力、体力跟不上生长速度。

贫血表现二：孩子有头晕的症状

如果孩子不是低血糖又吃过早餐，但是一天下来还是会出现头晕眼花，或者眼前发黑的状况，父母就要警惕了，孩子可能是贫血。如果孩子贫血严重，就有可能出现晕倒的情况。

贫血表现三：孩子脸色苍白，指甲发白

一般来说，孩子精力旺盛，应该脸色红润、指甲红润，如果孩子持续很多天都是脸色发白、指甲盖发白，月牙形状也变得比较小，那么就要考虑是缺铁性贫血了。

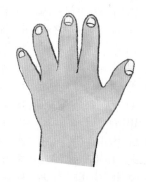

如果孩子的指甲长期发白，月牙的形状也很小，甚至没有，那有可能是缺铁性贫血，父母不妨带孩子去医院检查一下。

孩子睡眠不好，白天就没有精神

多数孩子存在睡眠障碍

人的一生，有三分之一的时间要在睡眠中度过。睡不好，身体肯定不行，所以有"吃洋参，不如睡五更"的说法。睡眠对孩子的生长发育至关重要。

在有睡眠障碍的孩子中，难以入睡的情况最多见，其次是睡眠不深和早醒，有一部分则是嗜睡。对于孩子来说，嗜睡主要表现为夜间睡眠深沉，不易唤醒，甚至伴有遗尿；早晨起床困难、赖床，甚至伴有白天头疼、畏光等。大多数孩子以上情况可能会同时发生。

睡眠不好，病在心脾

中医认为，睡眠障碍病位在心，与肝脾两脏关系密切，在临床上可能引起很多问题，如慢性疼痛、感冒、各种炎症等，还会导致各种心理疾病，如抑郁症、焦虑症、认知功能下降等，对孩子社交产生重大影响，使孩子在校表现不佳，学习失误增多，生活质量下降等。以下是孩子难以入睡的原因，主要有3个方面。

❶ 饮食：晚餐过饱，睡前吃太多甜食，睡前喝奶等。

❷ 精力旺盛：白天睡眠过多，或者白天精力消耗不足，晚上精力充足。

❸ 焦虑：如脾气急躁、胆小、恐惧、怕黑等。这些原因如果没有得到及时干预和纠正，会使孩子常常陷入入睡困难的恶性循环，导致孩子疲乏无力，或注意力不集中。

孩子经常眨眼、耸肩，注意是否有抽动障碍

孩子行为怪异，父母要留意

多数孩子上课走神、爱做小动作是缺乏兴趣、环境干扰等所致，属于正常现象。但有部分孩子是因为脾胃功能虚弱、睡眠障碍。还有大约7%的孩子，上课走神属于一种神经行为障碍，即注意缺陷与多动障碍，除了上课无法集中精力，还表现为其他不寻常的特征，如过于冲动、烦躁不安、多动等。他们会反复无目的地甩手、耸肩、眨眼、扭脖子、点头、歪嘴，或肢体反常地摆动，或重复地做动作，有的还会不断咳嗽、清嗓子、发出怪声。其实，这种情况是孩子患了抽动障碍。

儿童期是抽动障碍高发阶段

抽动障碍（Tic Disorders，TD）是一种起病于儿童时期，以抽动为主要表现的神经精神疾病。通常在3~15岁发病，男性多于女性，比例为3:1或4:1。大部分孩子症状最严重的时期为9~11岁。患儿常存在多种共病情况，如注意缺陷与多动障碍（ADHD）、强迫障碍（OCD）、行为问题等。

这种病症不仅严重影响孩子成长，甚至可能延续到成年。因此，建议早发现、早诊断并及时进行有效治疗，这样可以极大地降低疾病对孩子学习、生活和社会适应能力的影响。

眨眼是抽动障碍的首发症状

通常以眼部、面部或头部的抽动为首发症状，如眨眼、咧嘴或摇头等，而后逐步向颈、肩、肢体或躯干发展。以眼部抽动作为首发症状的占38%~59%，眨眼被认为是抽动障碍最常见的首发症状；以发声性抽动作为首发症状的占12%~37%，通常表现为清嗓子、干咳、嗅鼻、犬吠声或尖叫声；秽语仅占1.4%~6%。

孩子老说个不停，父母也要警惕

运动性抽动是指头面部、颈肩部、躯干及四肢肌肉不自主、突发、快速收缩的运动。通常始于头面部肌肉，可出现眨眼、摇头、扮鬼脸等动作，随着病情发展，逐渐累及身体各部位，可出现耸肩、蹦、跳、打自己等表现。除此以外，如果孩子经常发出奇怪的声音，也有可能是患有抽动障碍，即发声性抽动。

发声性抽动是累及呼吸肌、咽肌、喉肌、口腔肌和鼻肌的抽动，这些部位的肌肉收缩，通过鼻、口腔和咽喉的气流产生异声。比如，孩子频频发出"喔、嗯、啊"等声音，或者清嗓声、吸鼻声、犬吠、其他动物叫声等，还有说脏话、重复或模仿语言等。

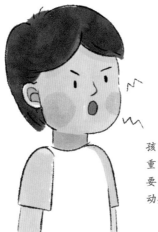

孩子总是时不时地清嗓子，发出重复性的、模仿他人的语言，父母要注意孩子是不是得了发声性抽动症。

患抽动障碍，身体各部位的抽动特点

❶ 面部肌肉抽动表现：眨眼、斜眼、扬眉、咧嘴、耸鼻、做鬼脸。

❷ 颈肩部肌肉抽动表现：点头、摇头、挺脖子、耸肩等。

❸ 躯干部肌肉抽动表现：挺胸、扭腰、腹肌抽动。

❹ 上肢肌肉抽动表现：搓手、握拳、甩手、举手、扭胳膊。

❺ 下肢抽动表现：抖腿、踢腿、踮脚，甚至步态异常。

❻ 喉肌抽动表现：异常发音，如干咳声、吼叫声、吭吭声，或表现为随地吐痰、说话时语调重音不当、不自主骂人等。

以上各组抽动症状可同时出现，亦可交替出现。

中医小讲堂

父母要接纳事实，尽早带孩子就医

大多数父母对抽动障碍往往并不认同。在他们看来，孩子不停眨眼、耸肩，只是不良习惯所致。医生询问有关情况时，很多父母也不配合回答。医生告诉父母是此病后，父母多不信任，从而反对就诊，导致确诊时间延迟。

一些孩子对症状有一定的抑制能力，部分轻症患儿会有意掩盖其抽动症状，这时父母及医生不容易察觉。因此，当父母观察到孩子有这些症状时，请多加留心，不要打骂孩子，要及时带孩子到专业医疗机构就诊。

5种食物帮孩子养脾安神

🍐 脾好，睡眠好，心志才安定

老百姓常讲，"药补不如食补，食补不如觉补"，拥有良好的饮食习惯和睡眠质量，是孩子身体健康和生长发育的重要保障。《饮膳正要》中提道："调顺四时，节慎饮食，起居不妄，使以五味调和五藏，五藏和平则血气资荣，精神健爽，心志安定……"可见，注意营养均衡，五脏调和，心志安定，才能睡眠踏实。

《黄帝内经》中说，胃不和则卧不安。"胃不和"指脾胃不和，与消化功能有关，"卧不安"是指睡眠不安。中医认为，脾胃与心脑功能关系密切，脾胃强健，孩子就会有好的睡眠，心神才稳定。同时，好的睡眠也有利于脾胃发挥消化功能。

🍐 热牛奶——补脾缓解疲劳

孩子睡前2小时不妨来一杯热牛奶，有助于安神入眠。牛奶中含有两种催眠物质，可以让孩子感到全身舒适，有利于解除疲劳并入睡：一种是色氨酸，能促进大脑神经细胞分泌出使人昏昏欲睡的神经递质五羟色胺；另一种是对生理功能具有调节作用的肽类，其中的某些成分可以和中枢神经结合，发挥类似麻醉、镇痛的作用，让人感到全身舒适，安然入睡。

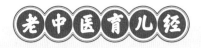

老中医育儿经

孩子尤其是年龄小的孩子以及平素消化不良的孩子，临睡前喝奶容易导致积食和消化不良，出现腹胀甚至腹痛，夜间磨牙、易惊醒等症状，反而影响孩子的睡眠。

葵花子——防积食，促消化

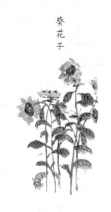
葵花子

葵花子含有丰富的膳食纤维，每7克葵花子就含有1克的膳食纤维。孩子在晚餐后食用一些葵花子，可以帮助消化，防止积食，有助于睡眠。不过要注意，太小的宝宝不能食用，以防发生危险。

小米——缓解紧张情绪促睡眠

在人们所知的谷类中，小米是具有催眠作用的，这是因为小米含有较多的色氨酸。色氨酸进入孩子大脑内，可以缓解紧张情绪，促进睡眠。

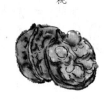
核桃

另外，小米淀粉含量也较高，能增加饱腹感，促进胰岛素的分泌，增加进入孩子脑内的色氨酸的数量。因此，孩子适量食用小米，可有效促进睡眠。

核桃搭配黑芝麻——宁心安神促睡眠

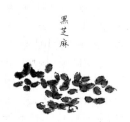
黑芝麻

将核桃和黑芝麻这两种食物一起捣成糊，让孩子每天睡前服用15克，促进睡眠效果十分明显。如果觉得核桃黑芝麻糊现做比较麻烦，也可以在市场买烤熟的核桃和黑芝麻，研磨成粉后用开水冲泡成糊，这样比较方便。

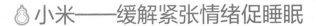

4道食疗方，补脾安神助眠

孩子睡眠不好，除了吃上述几种食物，还可以试试下面4个食疗方，它们简便易操作，不仅味美，舒缓孩子心情的效果也不错。

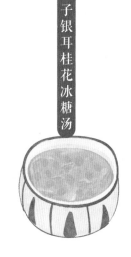

莲子银耳桂花冰糖汤

原料： 莲子120克，银耳50克，冰糖、桂花各15克。

做法： ①莲子用冷水泡开，去心，上屉蒸45分钟备用。

②银耳用温水泡软，除去黄根，洗净，蒸熟备用。

③锅中倒入适量清水，加入冰糖、桂花，煮沸；放入银耳略烫，捞出放入大汤碗中。

④把蒸熟的莲子倒入大汤碗中，再把锅中的冰糖汁浇在碗内即可。

功效： 莲子有养心安神、补脾止泻的功效，可以帮助孩子更快入睡。

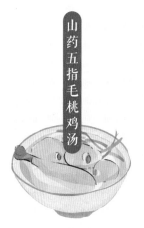

山药五指毛桃鸡汤

原料： 老母鸡1只，山药、五指毛桃、姜片、盐各适量。

做法： ①山药洗净，去皮切块；五指毛桃洗净。

②老母鸡处理干净，剁块，放入沸水煮5分钟后用清水洗净，沥干水。

③鸡肉块与山药、五指毛桃、姜片一同放入煲中，加适量清水煮沸后，小火慢炖3小时，加盐调味。

功效： 此方健脾，可补充气血，安神助眠。

酸枣仁安神粥

原料： 酸枣仁、党参各20克，茯苓、龙眼肉各10克，五味子5克，糯米50克，冰糖适量。

做法： ①酸枣仁洗净，晾干后用刀背压碎，与茯苓、党参、五味子一起煎煮，用纱布过滤取汁备用；龙眼肉洗净，备用。

②糯米洗净，加入少量清水煮粥，待第一次煮沸后倒入药汁和龙眼肉，小火煮至浓稠，加入冰糖拌匀。

功效： 酸枣仁养心益肝、安神宁志，五味子收敛固摄安神，党参、茯苓健脾补气，对入睡困难或易醒的孩子有帮助。

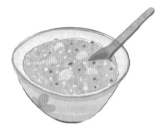

红枣炒双耳

原料： 红枣10克，银耳、黑木耳各15克，盐、植物油、香油、葱末、姜末各适量。

做法： ①黑木耳、银耳洗净，切成条状备用；红枣洗净，去核。

②葱末、姜末放入油锅中爆香，然后放入黑木耳、银耳条翻炒几下，再放入红枣。加适量清水，盖上锅盖，焖5分钟后快速翻炒，收汤后加盐、淋香油调味。

功效： 红枣益气养血，木耳滋阴润燥，一起食用对孩子睡眠有一定的调节作用。

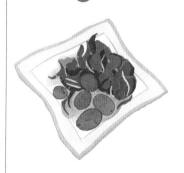

推拿清心补脾，提升孩子专注力

父母要格外呵护孩子的情志，再加上小儿推拿，可以针对性地帮助孩子改善注意力不集中的问题，效果非常显著。尤其是学龄前的孩子，年龄越小，推拿的效果就越好。若孩子年龄超过6岁，父母可适当增强力度和增加操作次数。

心肝火旺，清心经，推肝经

心肝火旺的孩子，在清心火、肝火的同时要注意安神定志、濡养心神，可以猿猴摘果9次，清心经、清肝经各300~500次。

扫一扫 看视频

猿猴摘果 消食治痰气，除虚退热，改善积食，促进睡眠

定位：耳尖和耳垂。

操作：用两手食指、中指侧面分别夹住孩子耳尖向上提9次，再夹捏两耳垂向下扯9次。

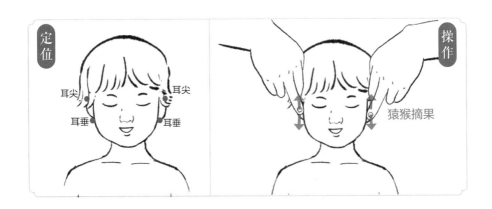

清肝经 疏肝解郁，可缓解抑郁、焦虑、紧张等情绪，让孩子心情愉悦，利于睡眠

定位：食指掌面末节。

操作：用食指或中指指腹自孩子食指掌面末节横纹起向指尖方向推100~500次。

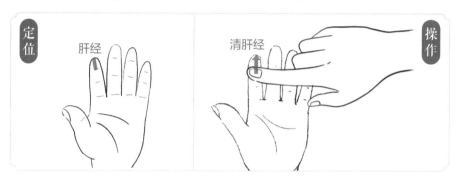

清心经 清热凉血，安神宁心，缓解孩子情绪，改善孩子睡眠质量

定位：中指掌面末节。

操作：用食指或中指指腹自孩子中指掌面末节横纹起向指尖方向推100~500次。

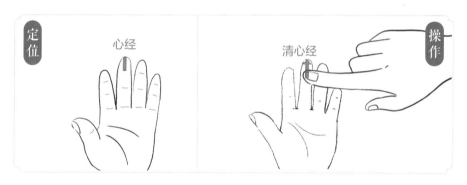

孩子脾虚，则补脾经、揉板门

脾虚的孩子还需要从根源上解决问题。板门是脾胃之门，揉板门与补脾经合用，可起到理脾气又补脾气的作用，可以补脾经、运板门各300~500次。

扫一扫 看视频

补脾经 和胃消食，增进食欲，常治饮食停滞、脾胃不和引起的胃脘痞闷、吞酸纳呆、腹泻、呕吐等病症

定位： 在拇指桡侧自指尖至指根处。

操作： 用拇指自孩子拇指指尖推至指根，推300~500次。

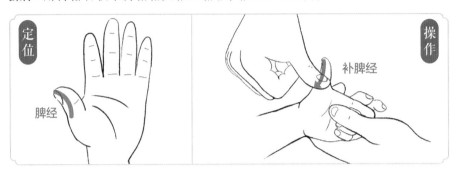

揉板门 健脾和胃，消食化滞，可治乳食停积、食欲不振或嗳气、腹胀腹泻、呕吐等症

定位： 在手掌大鱼际的平面上。

操作： 用拇指或食指在孩子大鱼际平面的中点上揉300~500次。

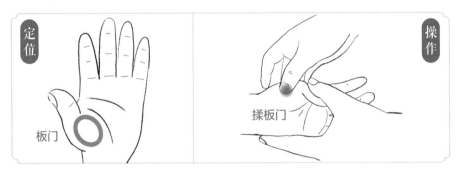

通过上面几组按摩，可以补脾胃，养心神。孩子脾胃好，消化吸收好，营养好，自然能够更好地滋养心和肝，心血充沛则心神安定，肝血充盈则肝火不易上炎，肝风不易内动，孩子自然注意力集中。

反之，如果脾胃虚弱、胃口不好、消化吸收差，则肝血虚、心血虚，肝火上炎、肝风妄动、心神不定，注意力当然难以集中。同时，心阳不温煦脾阳、肝木过旺克制脾土太过，还会导致脾虚日重，形成恶性循环。

拾壹

想要孩子身体好，
情绪调节很重要

　　在孩子成长的过程中，父母不仅要密切
关注孩子身体上的不适，更要留心孩子可能
存在的心理问题。湿疹、腺样体肥大、哮喘、
注意力不集中等疾病的背后，或许隐藏着孩
子内心的情绪波动。思伤脾，忧伤肺，温馨
和谐的家庭环境加上及时的心理疏导与关
爱，可让孩子健康成长。

家和万事兴，孩子少生病

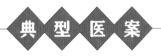

一个3岁的小男孩来笔者门诊就诊。笔者发现孩子的舌头有肝气郁结的征象，就问孩子妈妈："孩子哪里不舒服？"孩子妈妈说："这孩子有湿疹，还有些其他问题。""这孩子是不是特别敏感？"妈妈连连点头："这孩子特别善解人意，比如他一不小心把碗摔破了，我刚要说他，他就说，'妈妈别说别说，我现在心里特别难过，等过一会儿再说我吧。'"

这个小男孩正处在天真烂漫的年龄，却对妈妈的话如此敏感。通过了解，笔者才知道他经常遭受爸爸妈妈的批评和指责，于是逐步形成了自我否定和讨好的心态，情绪都憋在心里，导致身体小病不断，如湿疹、哮喘、腺样体肥大等。

🪅 父母的爱，是孩子真正的"补药"

家是孩子成长的地方，是充满爱的地方，是孩子一生的眷恋。很多父母都忙着给孩子补这儿补那儿，其实唯有父母对孩子的爱，才是真正的"补品"。因为孩子内心的快乐，就像他生长所需要的阳光一样，没有阳光，一切生长无从谈起。

🪅 孩子生病了，是在提醒父母要"和"

孩子会用自己的行为或者生病的方式提醒父母：家里不和睦了。这时，如果父母能找出自己的缺点并改正，那么孩子的怪异行为或疾病自然会减轻或消失。

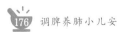

孩子脾胃不好，可能是伤了"心"

◎ 大部分孩子的问题，其实都是父母的问题

不管是先天遗传，还是后天影响，都是父母带来的。有多少父母以爱的名义，在身体上伤了孩子的脾（消化功能），又在心理上伤了孩子的心。孩子发生问题的时候，父母需要正视自己，看看这是孩子的问题，还是自己的问题。

还有一种错误观点是，现在打骂孩子，他长大以后就不记得了。其实，人是家庭的一个缩影，成人的任何一次行为，都会在孩子内心留下痕迹和心结，孩子长大以后的各种行为会被这些痕迹所影响。

⚗ 夫妻关系和家庭氛围紧张，孩子容易厌食

夫妻双方经常吵架，在这种环境中生活的孩子，脾胃消化功能多多少少会有问题，表现为吃饭不香，甚至明显厌食。

夫妻双方换位思考，经常审视自己，不仅能使家庭和睦，而且对孩子的身心健康有着积极的作用。面对家庭成员育儿理念不一致时，希望父母能从自我做起，而不是说教或责备他人，不要伤害家人的爱，也不要伤了孩子的心。

适当进行亲子运动，比如与孩子一起打羽毛球，不仅能促进孩子长高，还能增进亲子关系，一举两得。

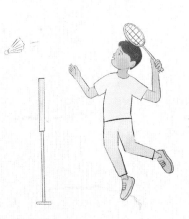

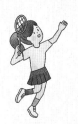

思伤脾，有心事的孩子消化能力弱

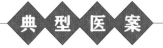

典 型 医 案

笔者接诊过这样一个患儿，1岁多一点儿，不会讲话。父母说，半个月来孩子昏昏欲睡，不喜欢吃东西，有时候能傻坐很长时间，吃奶的时候无精打采，不停地打哈欠，注意力根本不在奶瓶上。孩子穿着尿不湿，看上去比较消瘦，虽然没有精神，但是神色正常。经仔细询问得知，半个月前这个孩子随父母从镇江市搬迁到南京市，他的这些反常举动，也是到了南京之后才出现的。之前父母以为是水土不服，诊病后发现，这是由思念过度引起的。思念过度伤及脾胃，脾胃消化功能失常，孩子首先表现出来的就是茶饭不思、昏昏欲睡。

这么小的孩子所思念的东西无非三类：一是熟悉的居住环境，二是心爱的玩具，三是熟悉的玩伴。经询问父母后得知，孩子现在已经回到了原先镇江的家中，但是并没有表现出很开心的样子，可以排除第一点。后来笔者建议父母回家后看看孩子有没有什么心爱的玩具或者是很要好的玩伴。父母带孩子回家后，让孩子在储物箱里一件一件找玩具，直到看见一个海豚毛绒玩偶，孩子突然伸出手，急不可耐地抓住玩偶，嘴里呀呀叫着，像是在和玩偶交流，不时乐得笑出声，妈妈乘机把奶瓶在孩子眼前晃晃，小家伙一开始有些不耐烦地推了两下，但是在妈妈的坚持下，他接过奶瓶咬在嘴里，美滋滋地吸了起来，但手还是不肯放下那个海豚毛绒玩偶。

这就是典型的思伤脾的例子。通过解决孩子的"思"，也就解决了孩子脾的问题。

🏺 过于忧思的孩子脾胃不好

中医认为，人的五脏跟七情六欲密切相关。一个人如果过度沉浸在一种情绪里，就会导致主管这个情绪的脏器功能出现异常，从而引发各种症状，如喜过伤心、怒过伤肝、悲过伤肺、思过伤脾、恐过伤肾等。

"思"是指人的思维活动，是思考、思虑之意。"思"属于中医七情（喜、怒、忧、思、悲、恐、惊）的范围。

"思伤脾"的表现形式是"思则气结"。脾胃居于人体腹部，是人体之气上下交汇的地方，好比交通枢纽，一旦堵塞，全身之气的运行就会发生障碍。首先出现的是脾胃功能异常的症状，如食欲不振、饮食不化、腹部胀闷、大便溏稀、面黄消瘦等，接着心与肝等其他脏器也会功能异常，出现失眠多梦、健忘心慌、多愁善感等症状。

🏺 学习压力大的孩子消化功能弱

"思伤脾"在孩子的日常生活中并不少见。比如，孩子在准备期中或期末考试的时候，学习强度比较高，精力都集中在思考问题上，有时一个问题解决不了，会一直思索如何解决，有的孩子就会出现脾胃消化功能不良的症状，如食欲下降、腹部胀闷、大便不成形等，这就是典型的"思伤脾"。此外，处于生长发育期或青春期的孩子，生理上会发生一些变化，孩子对这些不了解，有可能胡思乱想、思虑重重，从而也会伤到脾胃。

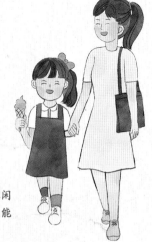

饭后，妈妈可以带着孩子一起悠闲地散散步，不仅有助于消化，还能增进亲子关系。

◎ 教孩子自我调节，减少"思"的压力

在遇到上述情况时，让孩子学会自我调节是非常重要的。一方面，可以通过听音乐、运动或者绘画等，放松一下紧张的神经，释放一些压力。另一方面，可以轮换学习不同的课程，比如遇到数学难题时，可以暂时放一放，去做一做语文题。变换关注点有利于摆脱思虑过度，以防伤到脾胃功能。父母应主动多与孩子沟通，敞开心扉交流。只有解除疑虑，放下思想包袱，才能使孩子身心健康地成长。

◎ 父母在精神层面多关心孩子

现实生活中，父母对孩子的关心，往往只体现在物质上，对精神层面的关心十分少。许多父母会说，小孩哪有那么多心理问题，吃好喝好就足够了。其实，孩子在成长的过程中，思想会越来越丰富和复杂，心理健康对身体健康的影响也越来越大。情绪不好引发脾胃消化不好很常见。

思伤脾，以前都认为成人才容易思虑过度，现在孩子承担着与年龄不相匹配的脑力劳动，久而久之也会伤到脾胃。因此，建议父母不要过多过早让孩子学习，因为这样会影响孩子身体和心智的成长。同时，家庭关系不和谐也是造成孩子产生不良情绪的主因。老话说"饭前不训子"，中医讲"忧思伤脾胃"，这都说明了情绪对孩子脾胃消化功能的影响。

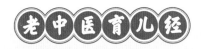

孩子需要在轻松、自在的环境中进餐，父母应当避免在吃饭前、吃饭的时候教育孩子。孩子带着悲伤、紧张的情绪进餐，甚至脸上挂着泪珠，边哭边吃，这样都会引起消化不良、积食不化。

忧伤肺，警惕儿童抑郁症

肺气伤了，孩子就无精打采

忧伤肺一般是指过度悲伤或忧虑时，肺气抑郁，耗散气阴，影响气的运动而产生肺阻气，损伤肺脏，从而导致孩子出现咳嗽、气短、音哑等不适症状。现如今，学习的压力，家人的期盼，孩子之间的比较，在学习和生活上遇到重大挫折等，都可能导致孩子对自己没有信心，害怕面对现实。

孩子脾肺伤了，往往会没有精力，做什么事都提不起精神，长久下去，恶性循环，导致学习成绩或者生活其他方面都难以让父母满意，孩子就会陷入自我怀疑与恐惧之中，由此容易诱发儿童抑郁症。

父母要接纳孩子的抑郁状态

父母一定要注意孩子的情绪，如果孩子有明显的抑郁状态，一定要给孩子减轻压力，缓解孩子内心的焦虑。

如果孩子已经出现抑郁的情况，父母千万不要责备孩子，不要认为孩子就是偷懒，不想学习。这个阶段孩子即便想学，也无心力。父母要放松心态，接纳孩子的情绪，多带孩子出去玩，不要总提学习、成绩、未来等话题，而要多倾听孩子的内心，理解孩子的选择，帮助孩子远离担忧和恐惧。慢慢地，孩子抑郁的状态才可能缓解，甚至痊愈。

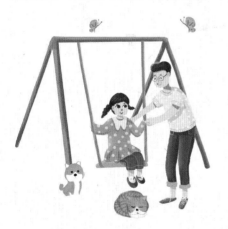

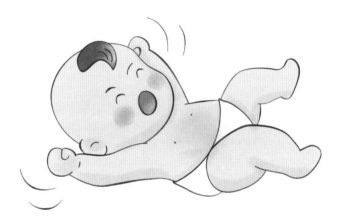